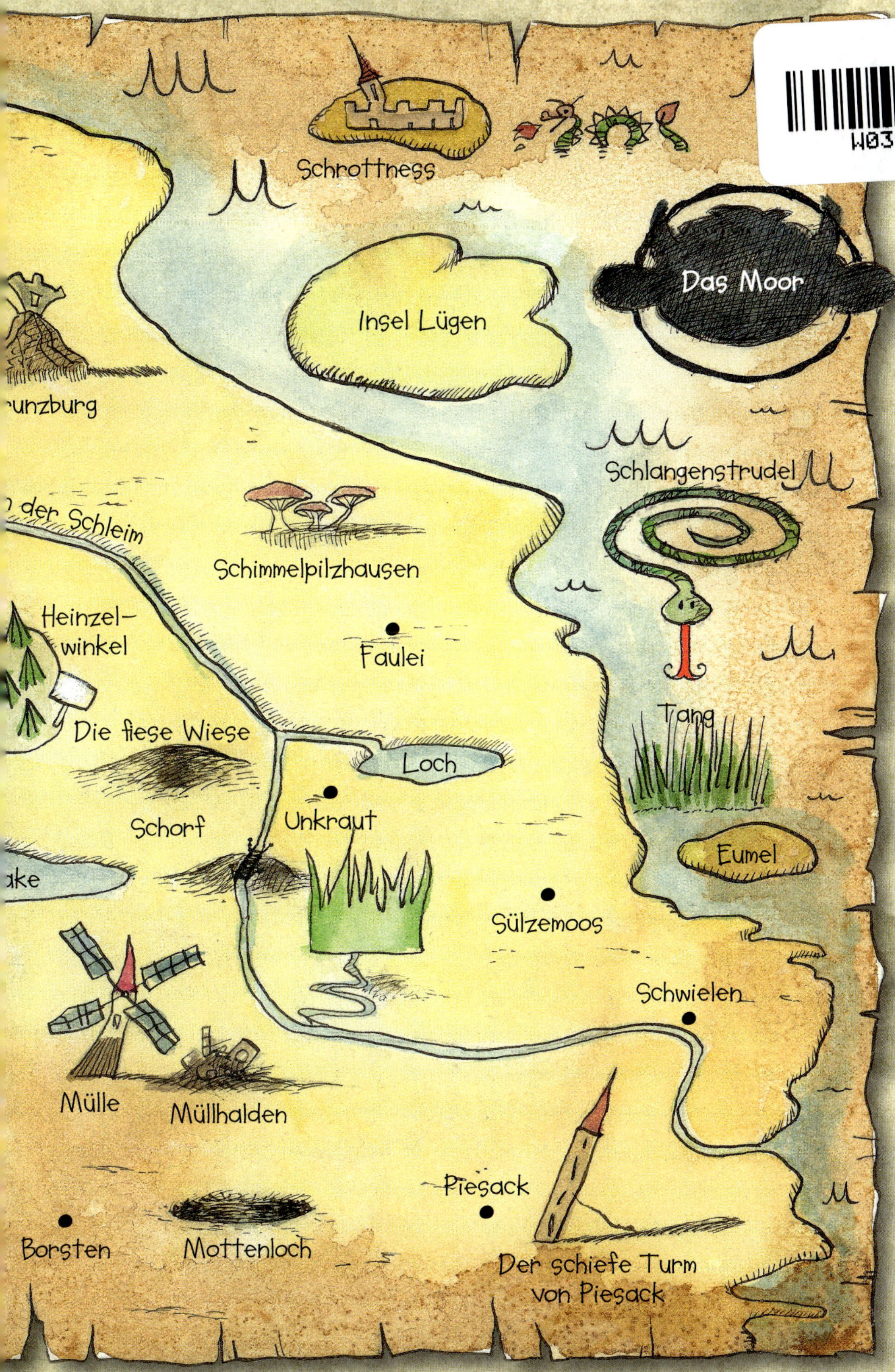
Schrottness
Das Moor
Insel Lügen
Schlangenstrudel
der Schleim
Schimmelpilzhausen
Heinzel-
winkel
Faulei
Tang
Die fiese Wiese
Loch
Unkraut
Schorf
Eumel
Sülzemoos
Schwielen
Mülle
Müllhalden
Piesack
Borsten
Mottenloch
Der schiefe Turm
von Piesack

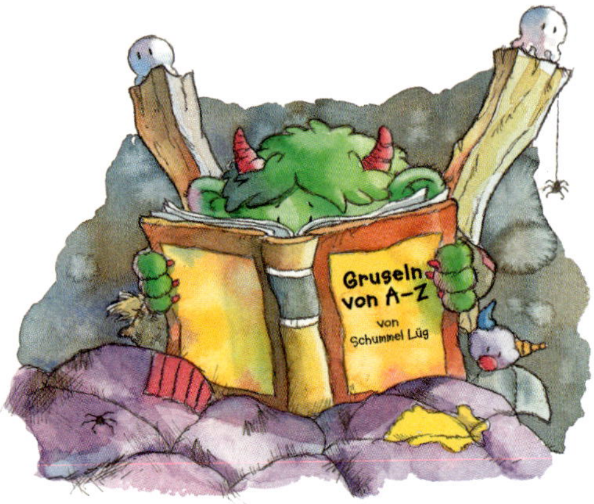

Für Jakob –
ohne ihn wäre ich niemals nach Monstrosia gekommen.
S.B.

ISBN 978-3-8339-0415-8

Grafik & Satz: Jutta Hohl-Wolf
Covergestaltung: Andreas Rümmelein
Lektorat: Gabi Strobel

Gesamtverzeichnis schickt gern: Baumhaus Verlag,
Juliusstraße 12, D-60487 Frankfurt am Main
www.baumhaus-verlag.de

5 4 3 2 1 07 08 09 10 2011

Sabine Bohlmann

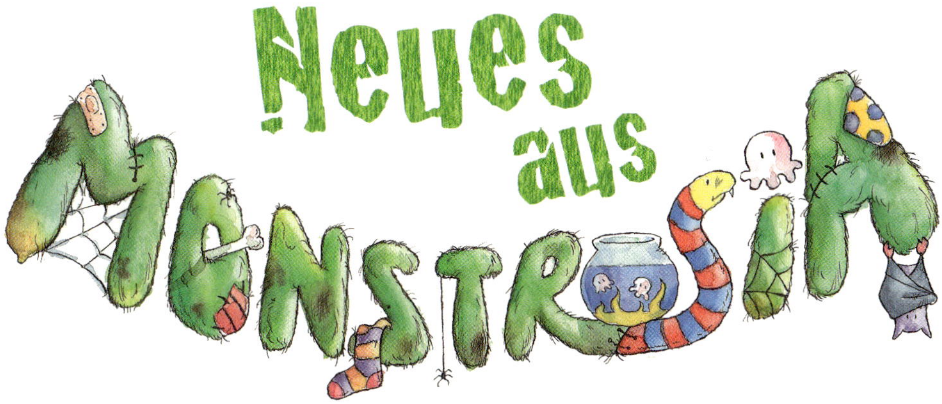

Als Mumpitz unters Bett guckte

Mit Illustrationen von Valerio Tosoni
nach Ideen von Sabine Bohlmann

BAUMHAUS VERLAG

Vom kleinen Monster Mumpitz

Unter deinem Bett, an der Einöde vorbei, hinter den Nebelhügeln, gleich neben den Stinksümpfen liegt Monstrosia. Hier leben die Monsterfamilien. Monster gibt es in allen Größen.

Unsere Geschichte handelt von einem kleinen Monster. Einem sehr kleinen Monster. Es heißt Mumpitz und lebt mit seinem Monsterpapa Motz, seiner Monstermama Furunkel und seiner Schwester Läster in einem kleinen, leicht muffelnden Monsterhaus.

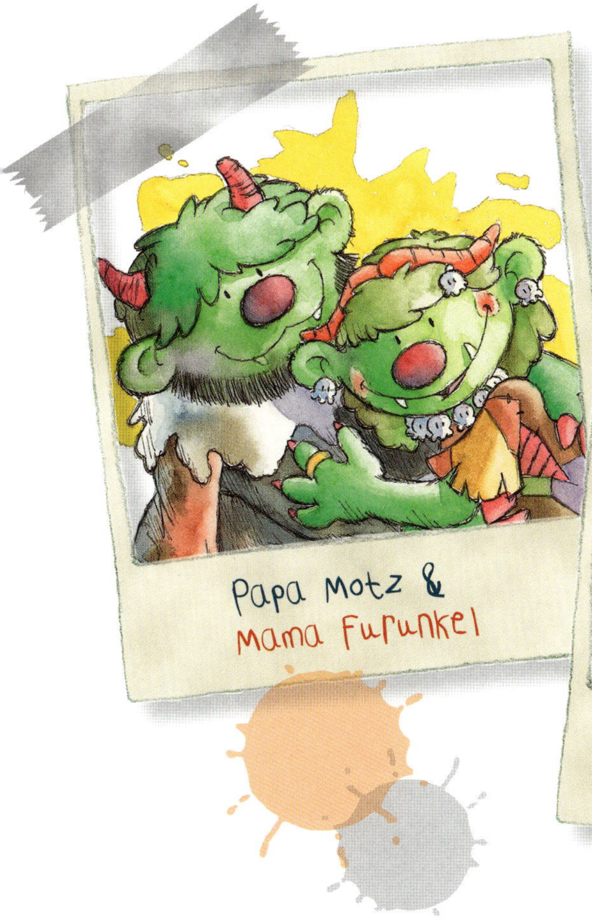

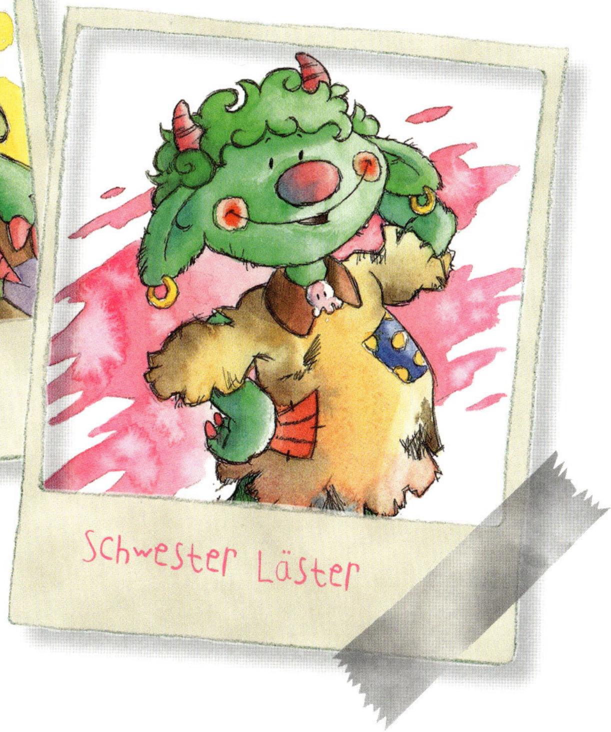

Wie alle Monster ist Mumpitz grün. Er hat zwei Hörnchen auf dem Kopf, einen langen Schwanz mit roter Schwanzspitze und einen monströsen Eckzahn. Er liebt Sauerkraut, den MSC – das ist in Monstrosia der Monsterschlammballclub –, er liebt seine Stinkesockensammlung und am allermeisten seine Plüschfledermaus Fluh. Man könnte also meinen, Mumpitz sei ein stinknormales Monsterkind.
Aber tief in seinem Innern sieht es ganz anders aus.

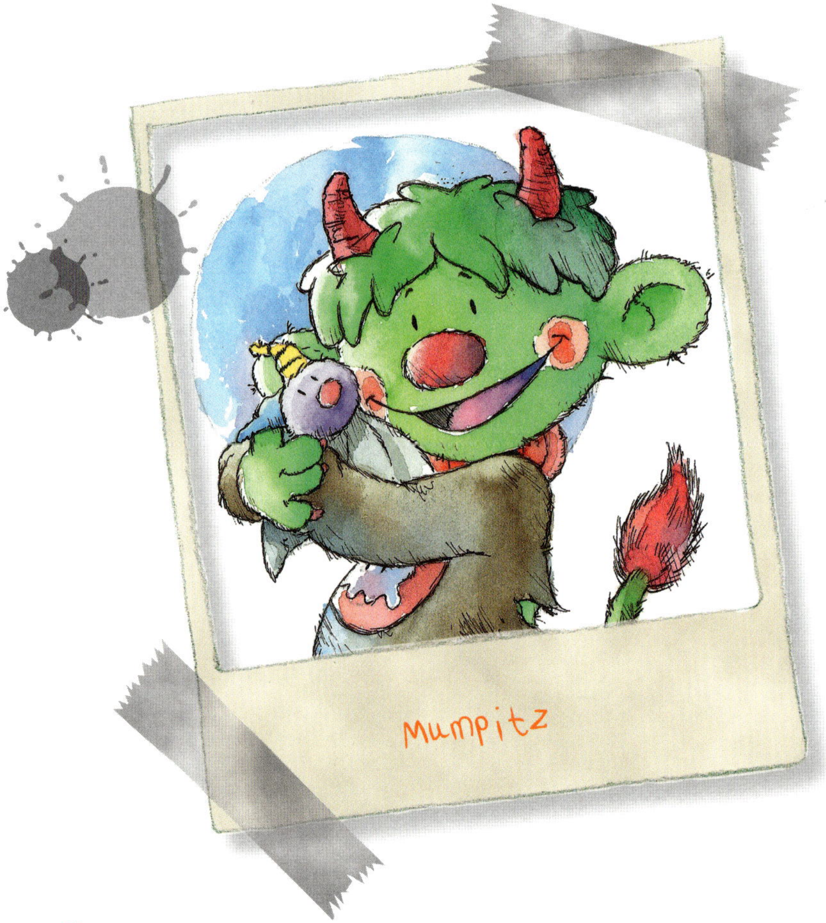

Ich erinnere mich noch gut, als ich ein Kind war und Mumpitz jeden Abend unter meinem Bett in Monstrosia besucht habe. Wir erzählten uns am laufenden Band Geschichten. Ich berichtete ihm aus der Menschenwelt und er mir aus seiner Monsterwelt. Ich glaube, das war der Moment, in dem unsere Welten miteinander verschmolzen. Ich wurde ein klein wenig wie er und er ein klein wenig wie ich. Wir begannen gemeinsam zu fühlen und zu denken, auch dann, wenn wir nicht zusammen waren. Er wurde mein bester Freund. Doch eines Tages, ich merkte es kaum, war ich so gewachsen, dass ich nicht mehr unter mein Bett passte!

Und damit ich die Geschichten aus Monstrosia nicht vergesse, so wie man vieles aus seiner Kindheit vergisst, habe ich alles aufgeschrieben.

Monstrosia

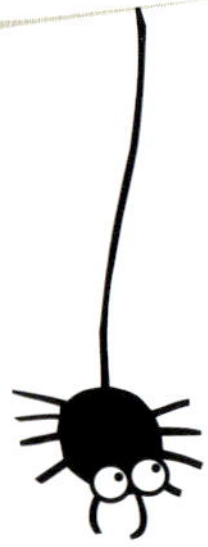

Monstrosia ist eine ganz gewöhnliche Monsterstadt. Da gibt es Häuser, Türme, Straßen und sogar einen Marktplatz. Die Häuser in Monstrosia sind windschief mit Löchern, Rissen und Spinnweben. Sie haben kleine Gärten, in denen Unkraut gezüchtet wird. In Monstrosia ist eben alles anders. Monster finden Dinge schön, die wir eklig finden, und Dinge gruselig, die uns gefallen.

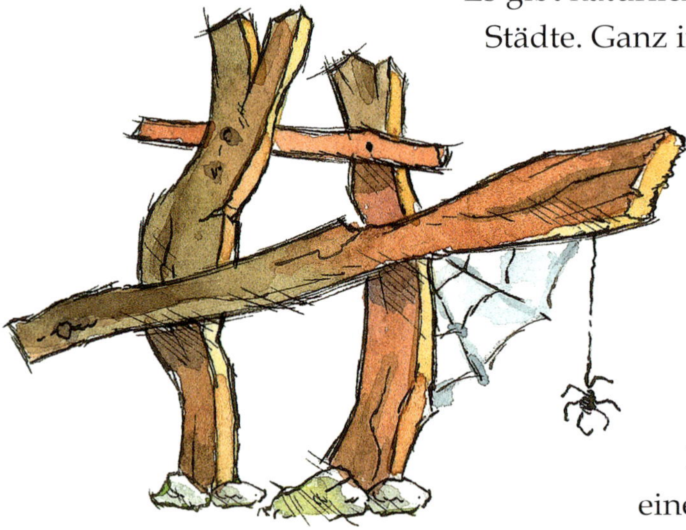

Es gibt natürlich noch viele andere Städte. Ganz in der Nähe liegt zum Beispiel Grunzburg. Auch Müllhalden ist nicht weit und Mumpitz hat eine Tante in Einöde, das liegt bei Keifenstein. In den Ferien fährt er manchmal dahin. Monstrosia hat auch einen Würgermeister. Den Würgermeister Wampe. Er hat die größten Hörner der Stadt und auch das größte Haus. Es steht direkt am Marktplatz.

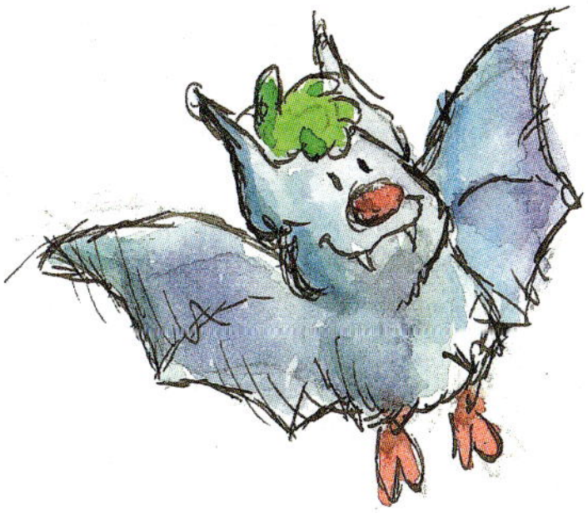

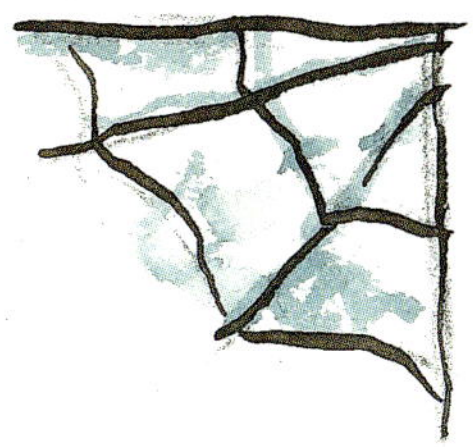

Jeden Samstag ist Markt. Ihr würdet euch wundern, was es da alles zu kaufen gibt! Neben Ständen mit Sauerkraut, Blutwurz, allen Arten von Schimmelpilzen, eingemachten Mehlwürmern, gegorenem Uferschlamm (frisch oder in Dosen) und Schneckenschleim in Flaschen gibt es auch Stände mit geflickten oder zerrissenen Stoffen, kaputten Uhren und lebendigen Fledermäusen. Kurz gesagt, es gibt alles, was ein Monsterherz begehrt.

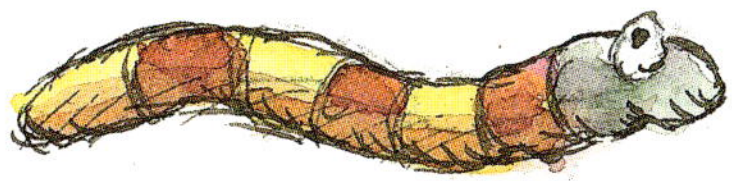

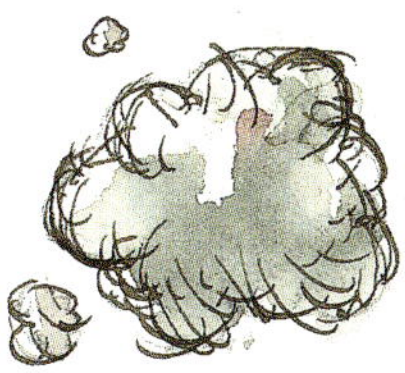

Mumpitz liebt diese Markttage. Da geht er lächelnd durch die Stände, schnuppert hier, probiert da, oft schließt er die Augen und lauscht einfach nur dem Markttreiben, hört wie die Monster handeln, lachen, sich unterhalten, und hier und da mischt sich das Geraune mit irgendwelchen seltsamen Lauten vom Tierstand gegenüber oder einem Lied von Gammel, der am Rande des Marktes sitzt und auf seiner *Iihtarre* spielt. Aber hiervon mehr ein andermal.

Gruselstunde im Klassenzimmer

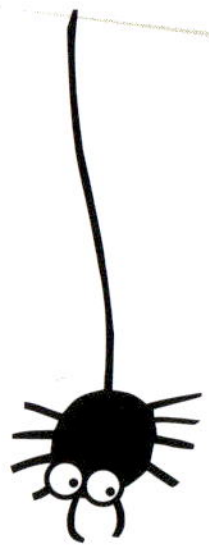

Es war Mittwoch. Ein stinknormaler Mittwoch. Mumpitz saß im Klassenzimmer der *Albert-Gallenstein-Schule* und rutschte auf seinem Stuhl hin und her. Er war aufgeregt, denn Halloween stand kurz bevor. Das war das Fest des Gruselns. Doch Mumpitz liebte das Gruseln nicht besonders. Fräulein Brechreiz, die Lehrerin, hatte der Klasse aufgetragen, Geschichten zum Thema Gruseln zu schreiben. Es durften selbst erlebte oder auch frei erfundene Geschichten sein. Und jeden Tag am Ende des Unterrichts sollten zwei Kinder ihre Arbeiten der Klasse vorstellen.

»Also, bis morgen lest ihr im Müllkundebuch das Kapitel 7 ›Was duftet da?‹ und vergesst bitte auch nicht in Erdkunde die Abschnitte ›Mist‹ bis ›Kompost‹ ins Heft einzutragen. So, und jetzt«, Fräulein Brechreiz wendete sich lächelnd der Klasse zu, »kommt Krise an die Tafel und darf seine Geschichte vortragen.«

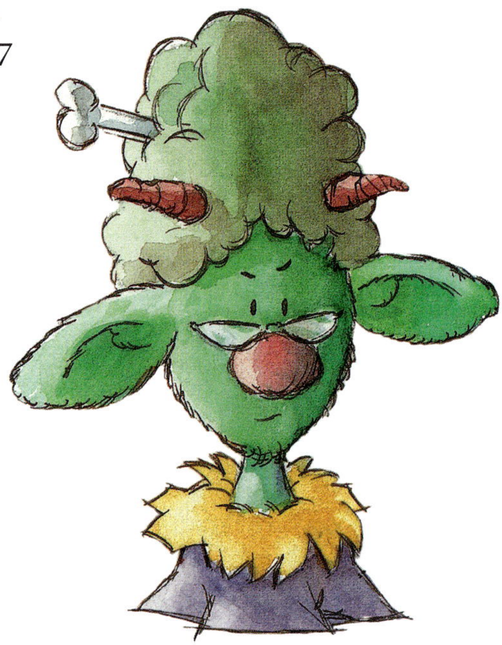

Krise war ein ziemlich freches Monsterkind mit einer großen Klappe – und nicht gerade Mumpitz' Freund. Zusammen mit Mief und Trief stellte er viel Unsinn an und hatte nur Dummheiten im Kopf.

Lässig stand Krise auf und schlenderte zur Tafel. Dabei hielt er ein eingerolltes Papier unter dem Arm. Mit der anderen Hand schnipste er in Richtung Mief und Trief und diese sprangen zum Fenster und zogen die Vorhänge zu.
»Uuuuhhh!« Ein Raunen ging durch die Klasse. Und Fluppe flüsterte ihrer Freundin Pickel zu: »Jetzt wird es, glaube ich, wirklich gruselig.«
Krise hatte inzwischen das Papier an die Tafel gehängt und entrollte es.
»Ihhhh«, kam es aus der Klasse. »Was ist das denn?«, fragte Feuer seinen Zwillingsbruder Flamme. Dieser zuckte nur mit den Schultern und sah zu Mumpitz hinüber. Mit großen Augen und offenem Mund starrte dieser auf die Abbildung.
»Dies«, begann Krise mit leiser beschwörender Stimme, »ist ein Mensch! Diese Abbildung habe ich auf dem Speicher meiner Ururururgroßmutter gefunden.« Krise nahm Fräulein Brechreiz den Zeigestab aus der Hand. »Seht euch diese Hautfarbe an. Ich würde es hellrosa nennen, und diese Ohren, dass so ein Mensch damit überhaupt hören kann, ist erstaunlich. Meine Ururururgroßmutter hat erzählt, dass Menschen meistens nur *Fetzen* anziehen, die frisch gewaschen und gebügelt sind.«

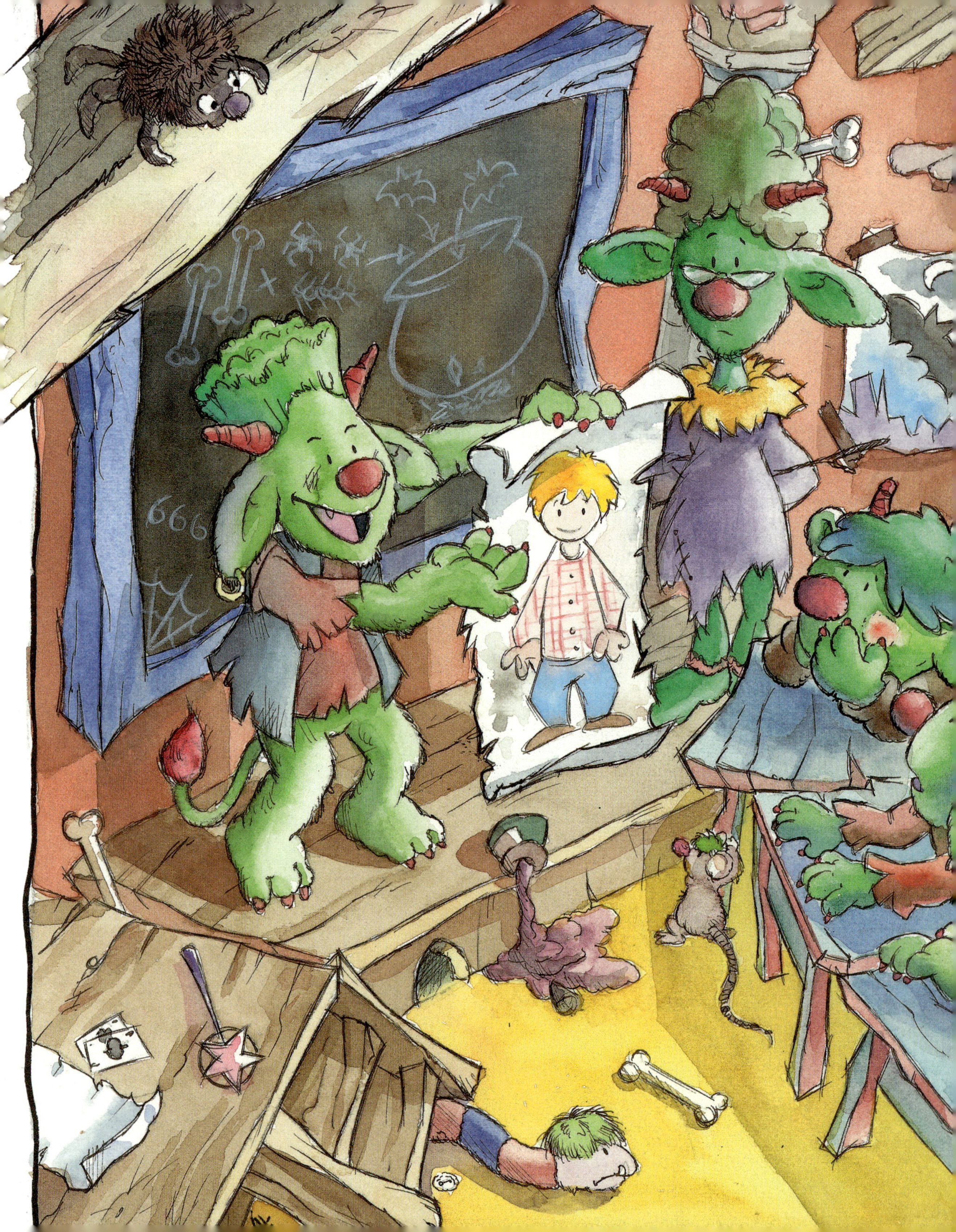
666

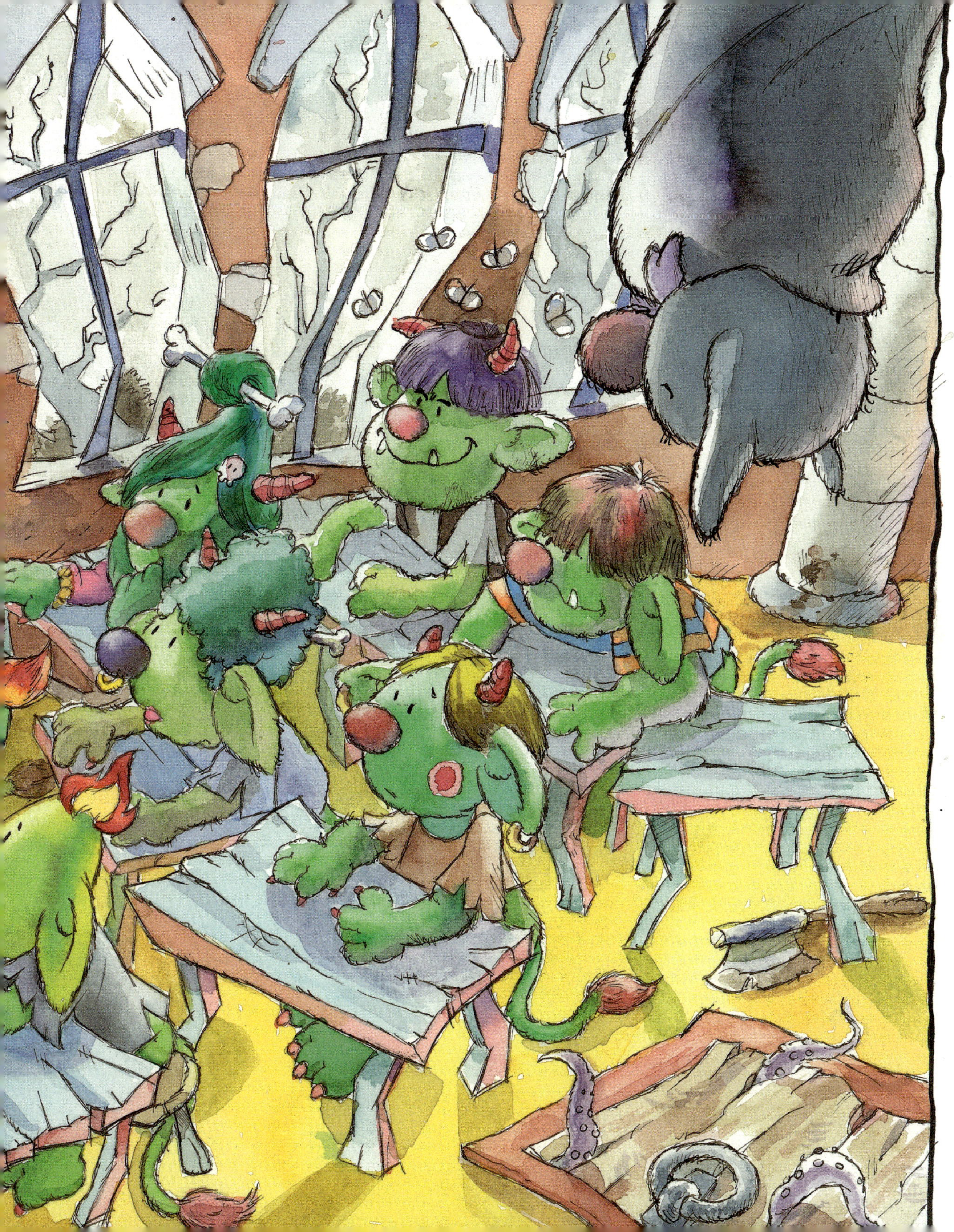

»Ge...was?« Seine Mitschülerin Fluppe verstand mal wieder kein Wort von dem, was Krise erzählte.
»Gebügelt«, erklärte Krise. »Die haben so kleine heiße Teile, mit denen sie ihre Fetzen glatt machen.«
Die Klasse brach in Gelächter aus. »Glatt machen! So was Blödes!«
»Aber, Krise, du glaubst doch nicht im Ernst, dass es Menschen gibt? Das ist alles nur erfunden. Gelogen. Ausgedacht. Ein Märchen wie eines der vielen aus dem großen Buch der *Gebrüder Schlimm*, weiter nichts.«
Flamme war aufgesprungen, um den Mitschülern seine Meinung mitzuteilen, und die Klasse stimmte ihm zu.
»Glaubt ihr!« Krise hatte wieder seinen beschwörenden Ton aufgegriffen und alle Kinder verstummten.
»Die Menschen«, begann er, »sind näher, als ihr denkt. Sie wohnen unter euren Betten.
Es kann jede Nacht passieren, dass sie herauskommen, euch in ein Einmachglas stecken und mit nach Hause nehmen, um euch dort herumzuzeigen. In einer Welt, in der es stinkt, dass es euch umhaut, in der man sich jeden Tag wäscht und eincremt! Sie essen Leberwurstbrote und trinken Wasser dazu. Reines klares Wasser.
Sie waschen alles und jeden. Jeden Tag. Zu jeder Zeit. Sie waschen und waschen. Und sie putzen und putzen. Alles. Sie putzen ihre Zähne und sie putzen ihre Häuser. Manche von ihnen legen den Putzlappen gar nicht mehr aus der Hand. Sogar nachts nicht. Da schlafen sie damit ein, bis er irgendwann festgewachsen ist.

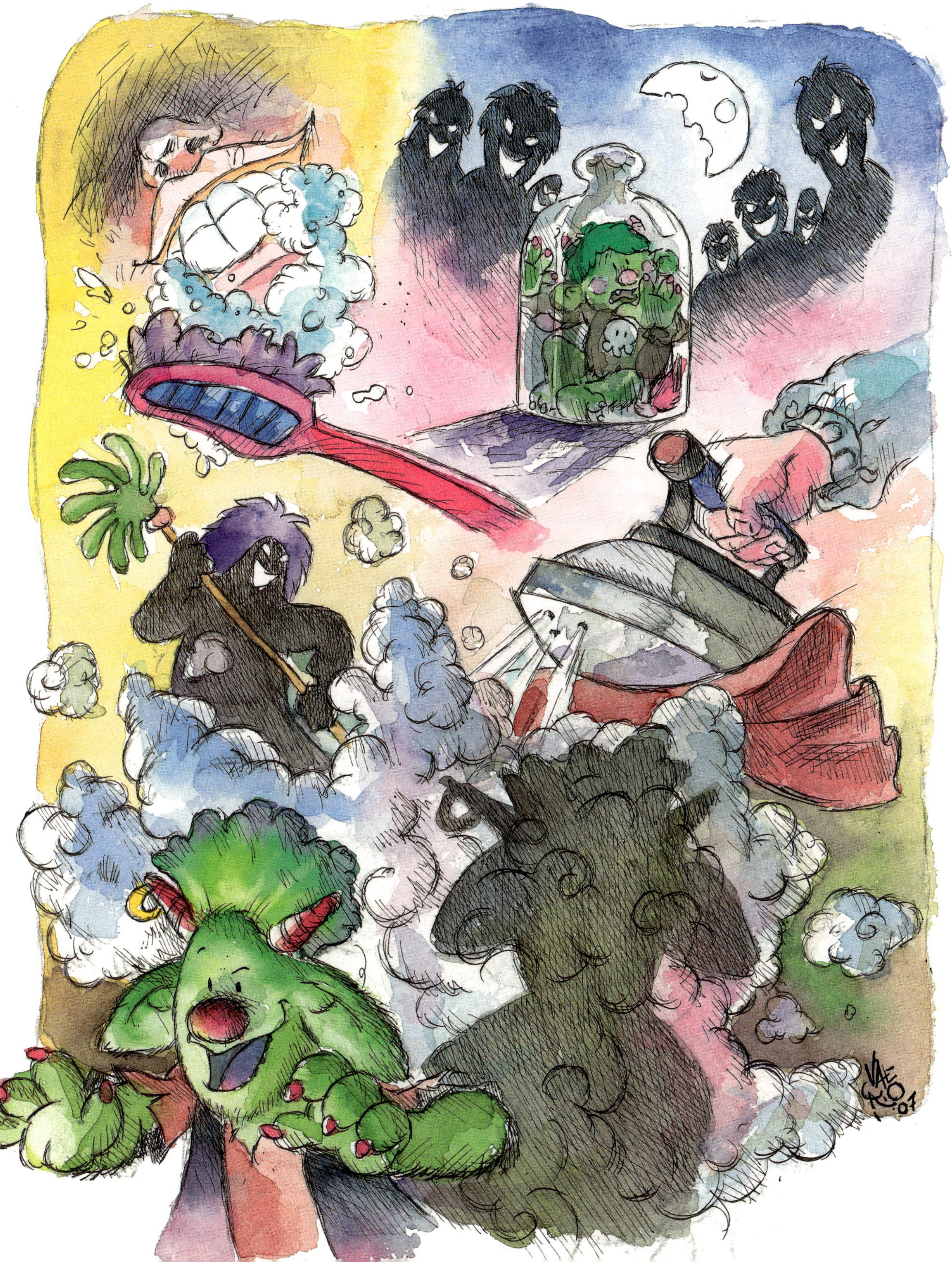

Es gibt viele Menschen mit festgewachsenen Putzlappen. Und auch dich« Krise war plötzlich ganz nah an Mumpitz herangetreten, »würden sie so lange putzen und waschen, bis deine schöne grüne Haut genauso hellrosa wäre wie ihre. Manche Geschichten besagen, dass die Menschen vielleicht auch mal grün waren und sie ihre Ohren und ihre Hörner solange putzten, bis sie sie schließlich völlig weggeputzt hatten. Bis nichts mehr von ihren Hörnern übrig war und die Ohren nur noch wie winzige Muscheln an ihren Köpfen klebten. Und wenn du dann hellrosa geputzt, ohne Hörner und platt vom vielen Bügeln bist, Mumpitz, dann denk an meine Worte. Niemand ist sicher vor ihnen. NIEMAND!«

Mumpitz saß kerzengerade auf seinem Stuhl. Seine Augen waren weit aufgerissen. In der Klasse war es still. Schlafmäusestill. Man hätte eine Zwergblattlaus husten hören können. So still war es. Krise spazierte wieder auf seinen Platz. Flamme flüsterte Mumpitz ins Ohr: »Keine Angst, du weißt ja, Halloween steht vor der Tür, das ist die Zeit für Gruselgeschichten. Das gehört dazu.«
»Und diese war wirklich ziemlich gruselig«, fügte Feuer hinzu und kratzte sich an seinen Kopfborsten.
Als sich die Klasse wieder beruhigt hatte, meldete sich Fräulein Brechreiz zu Wort: »Danke, Krise, für deine sehr lebhafte, fantasievolle Geschichte. Dann kommt nun bitte als Nächstes Mumpitz an die Tafel. Ich bin gespannt, was du für die Klasse vorbereitet hast.«

Mumpitz wurde es abwechselnd heiß und kalt. Krises Geschichte hatte ihn schwer beeindruckt und der Schreck saß ihm noch in allen Gliedern. Mit zitternden Händen suchte er unter seinem Tisch nach den Papieren, auf denen er sich Notizen für sein Referat gemacht hatte. Doch er war so zittrig, dass ihm die Blätter aus der Hand fielen. Als er vor der Klasse stand, hatte er keinen blassen Schimmer mehr, was er eigentlich erzählen wollte.

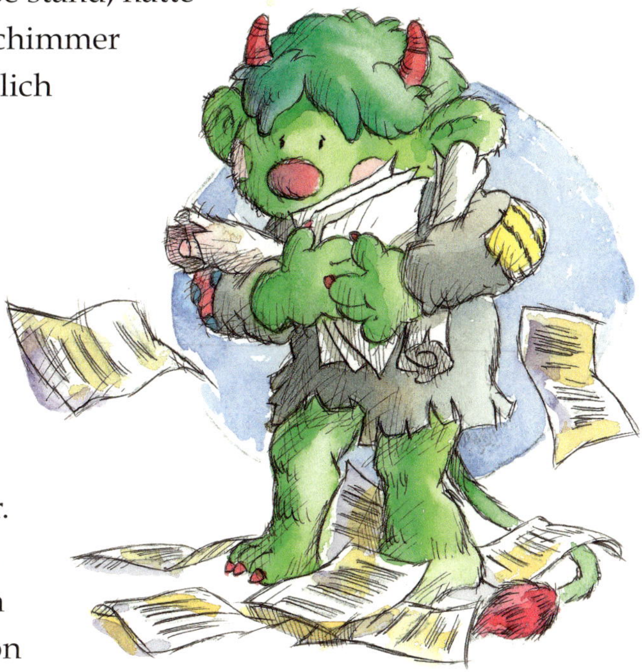

»Ich ähm ... ich wollte ...«

»Von der Geschichte vom ausgestopften Floh erzählen?« Krise unterbrach Mumpitz' Gestotter. »Bemüh dich nicht, Mumpitz, dabei bin ich letztes Jahr schon eingeschlafen.«

Mumpitz schluckte und begann von Neuem: »Also ich, ähm, ich wollte ...«

Da läutete bereits die Schulglocke. Die Schüler liefen ohne Rücksicht auf Mumpitz hinaus. »Hey, wartet doch, jetzt wird es ja erst spannend!«

Mumpitz ließ das Blatt sinken und seufzte tief.

»Fräulein Brechreiz meinte, ich soll es nächste Woche noch mal probieren mit der Geschichte«, maulte Mumpitz auf dem Nachhauseweg. Er schlenderte mit Feuer und Flamme die Straße entlang.

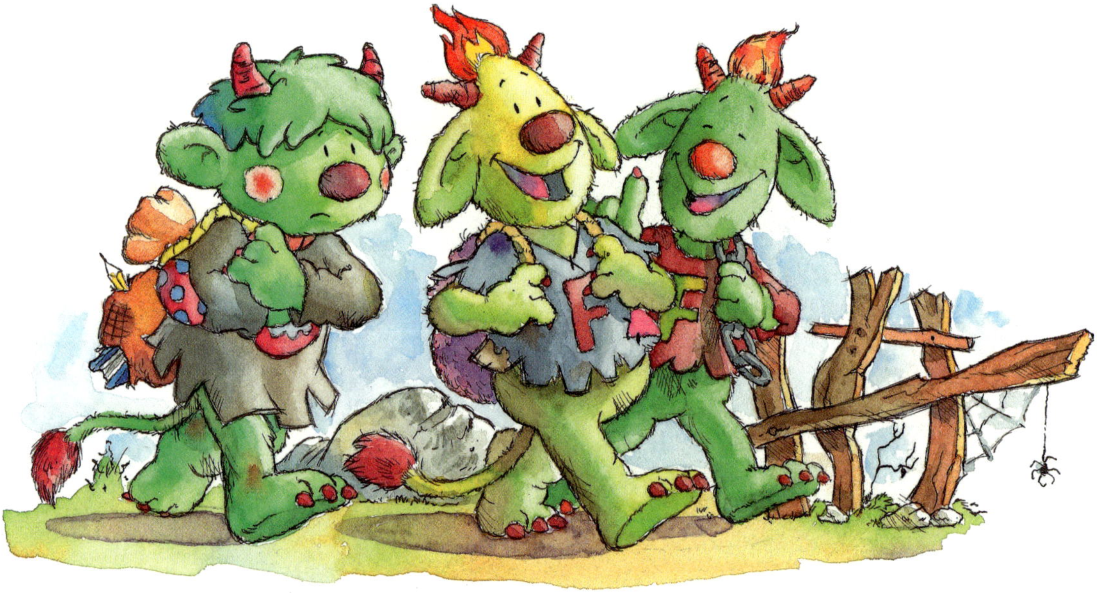

»Na ja«, begann Feuer vorsichtig, »so der Brüller war deine Geschichte wirklich nicht.«

»Wenn niemand zuhört, kann auch niemand sagen, ob es eine gute Geschichte ist«, verteidigte sich Mumpitz.

»Wenn es eine gute Geschichte gewesen wäre, hätte jemand zugehört.«

Flamme grinste Mumpitz an. Doch als er sein wütendes Gesicht sah, fügte er hinzu: »Hey, Mumpitz! Normalerweise erzählst du die besten Geschichten der Welt. Nur dieses Gruselzeug liegt dir eben nicht.«

»Genau«, mischte sich auch Feuer ein, der gerade in ein Stück überbackenen Kuhfladen biss, das er sich noch von der Pause aufgehoben hatte. »Man muss doch nicht alles können. Und eins muss man Krise lassen, seine Geschichte war monströs gruselig.«
»Erinnere mich nicht daran, die war doch völlig überzogen. Typisch Krise eben!« Flamme schüttelte sich.
»Die Stelle mit den Menschen und den Putzlappen, die immer putzen und putzen ...«
Weiter kam Feuer nicht, denn er wurde plötzlich von Mumpitz unterbrochen.
»Ich hab ja ganz vergessen, dass ich mich heute beeilen muss. Heute ist doch Mittwoch und da bringt Papa immer was vom *Würger King* mit nach Hause und das wird immer so schnell kalt. Also, bis morgen!« Weg war er.
Er rannte so schnell er konnte. Das mit dem *Würger King* hatte er sich so einfallen lassen. Schließlich arbeitete sein Vater ja wirklich da und er brachte auch öfter etwas mit, einen *Cheesewürger* oder einen *Doppelwürger* oder manchmal auch ein paar *Zecken McNuggets*.
Aber heute wollte Mumpitz einfach schnell weg von seinen Freunden. Er wollte Krises Geschichte nicht noch einmal hören. Sie ging ihm sowieso nicht mehr aus dem Kopf und es stellten sich ihm die Nackenborsten auf, wenn er nur daran dachte.

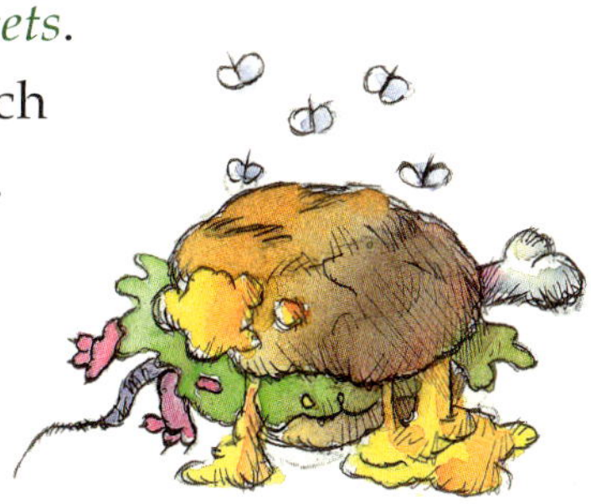

Unerwarteter Besuch

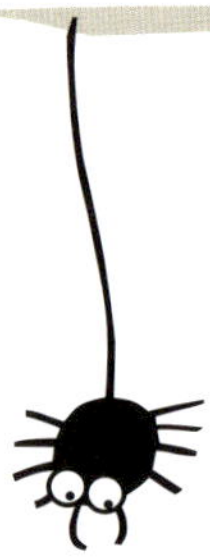

Zu Hause gab es Schimmelpilzauflauf mit dunkler Teersoße. Mama Furunkel und Mumpitz' Schwester Läster saßen schon am *Fresstisch*. Läster versuchte gerade, ihre Mutter zu überreden, mit ihr ins *Kaufhaus Gift und Galle* zu gehen, um dort ein paar neue *Fetzen* für sie einzukaufen, doch Mama Furunkel sah nicht so aus, als würde sie sich dazu überreden lassen. Sie hatte ihre Gartenbluse an und wollte sich am Nachmittag ganz der Pflege des Unkrauts widmen.
»Mumpitz!« Mama zog ihren kleinen Sohn liebevoll an sich heran und gab ihm einen *Schlotz* auf die Backe. »Komm her, setz dich, es ist noch warm.« Doch Mumpitz hatte keinen Appetit. Er sagte, er sei müde, ging in sein Zimmer und versuchte, sich ein wenig abzulenken, indem er seine Gummischnecken herausholte, um mit ihnen zu spielen. Mumpitz sammelte diese Gummischnecken.

In jeder *Schmatz-Frühstückspackung* gab es eine. Es gab Schlafschnecken, Königsschnecken, Schleimschnecken, Rennschnecken, Nacktschnecken, Hochhausschnecken und viele, viele andere. Insgesamt gab es neunundneunzig verschiedene.

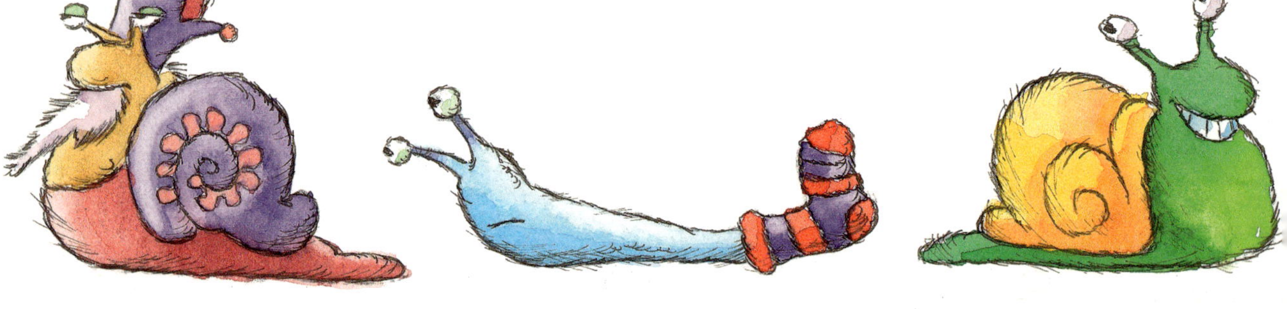

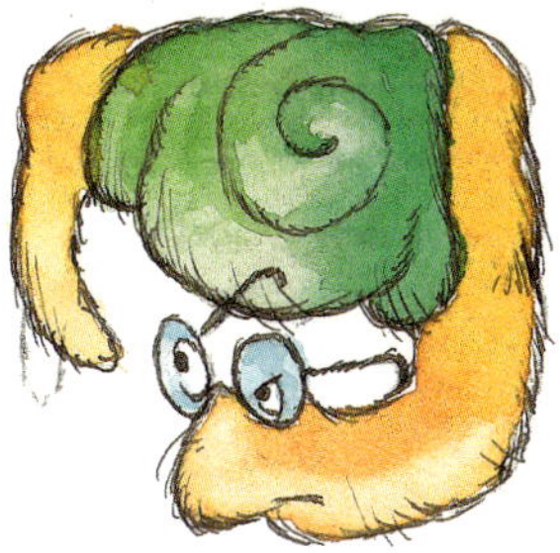

Und die doppelten tauschte man einfach bei seinen Mitschülern ein. Mumpitz hatte inzwischen schon siebzehn Stück!

Plötzlich hörte er seine Mutter mit jemandem reden.
»Ja, er ist da, er ist in seinem Zimmer, die erste Tür rechts.«
Mumpitz vernahm Schritte und als die Tür aufging, stand Krise im Zimmer. Krise, in Mumpitz' Zimmer!
»Was willst du denn hier?« Erstaunt sah Mumpitz ihn an.
»Hallo Mumpitz. Ich wollte dir das hier bringen.«
Krise zog ein schweres Buch aus der Tasche und spielte verlegen an seinem Ohrring herum. »Ich habe gehört, dass du noch mal so einen blöden Aufsatz übers Gruseln schreiben sollst. Da dachte ich, dieses Buch könnte dir helfen.«

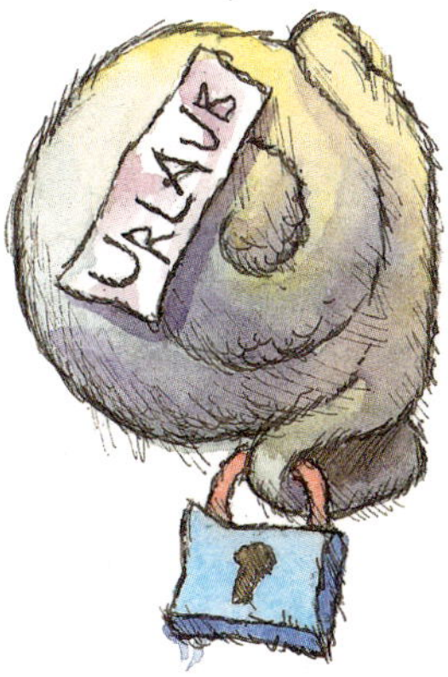

»Gruseln von A-Z«, las Mumpitz auf dem Bucheinband.
Er wollte sich gerade bedanken, da rief ihn seine Mutter.
»Mumpitz, kommst du mal an die Tür, da sind zwei Kinder, die dich sprechen wollen.«

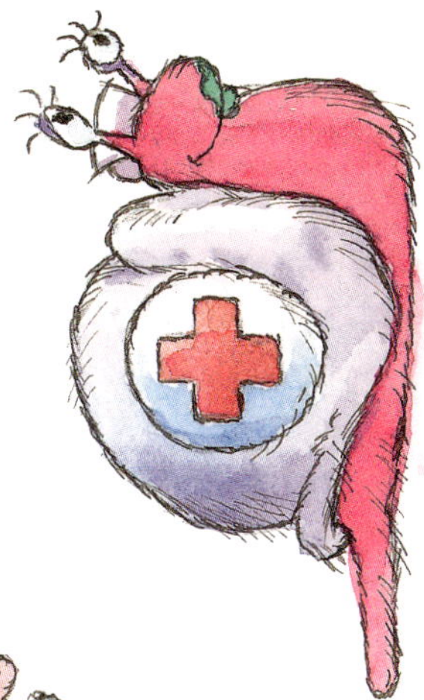

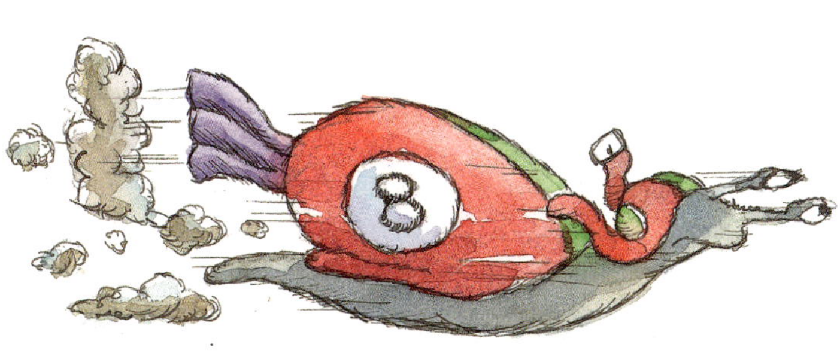

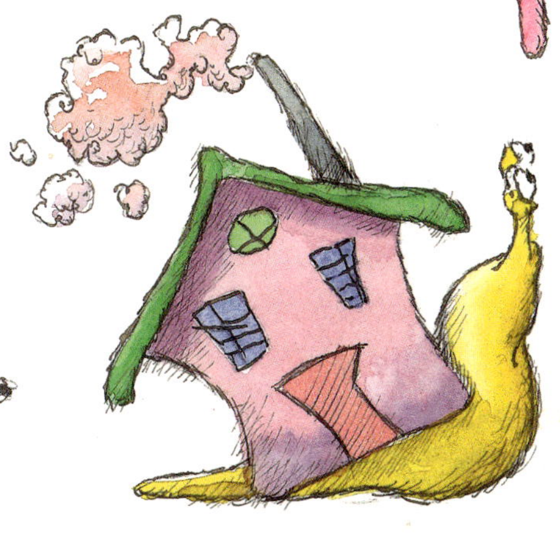

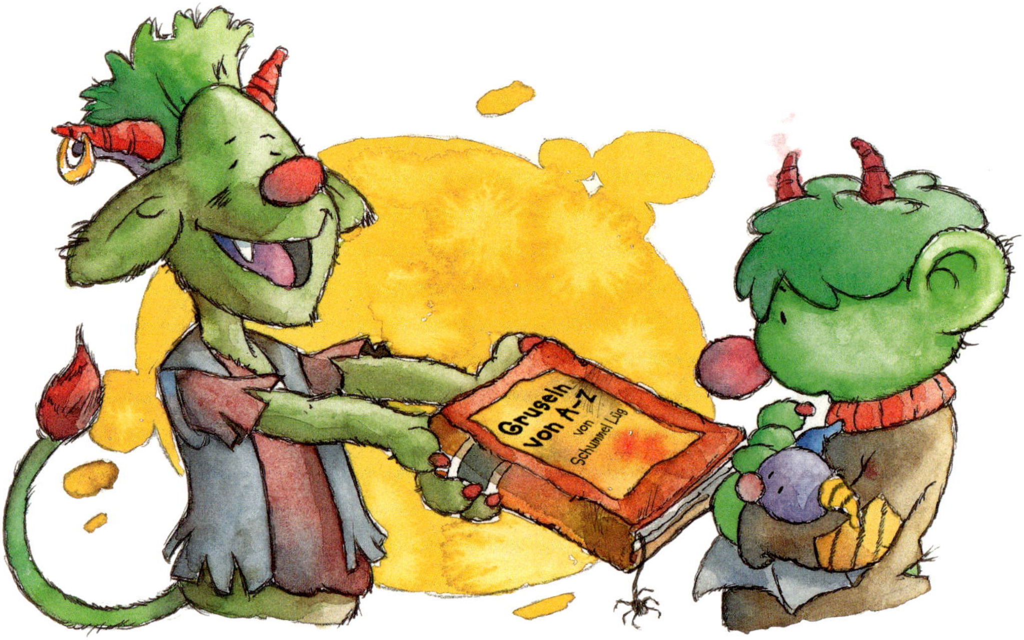

Mumpitz sah sich noch mal zu Krise um, murmelte ein »Bin gleich wieder da!« und ging zur Haustür.
»Hallo Mumpitz!« setzten Mief und Trief an. »Wir wollten uns ent... also, ent... ich meine ent... Trief, sag's du!«
Trief stotterte und der Sabber lief ihm dabei aus dem Mund und tropfte wie in Zeitlupe auf seinen Fuß. Eine Fliege, die dort eben Platz genommen hatte, konnte sich gerade noch retten.
»Was Trief sagen wollte, ist, äh, wir wollten ganz schön arg SORRY sagen, wegen dem in der Schule, da wo wir dich ausgebuht haben.«
»Verstehe ich das richtig?« Mumpitz kam aus dem Staunen nicht mehr heraus. »Ihr wollt euch bei mir entschuldigen?«

»Ja, das war's, das war das Wort!« Trief zog einen dicken Sabberfaden zurück in den Mund.
»Okay, Entschuldigung angenommen. So was gehört schon dazu, wegen Halloween und so. Ha, ha.« Mumpitz versuchte, möglichst lässig zu wirken. »Hört mal, wollt ihr irgendwie reinkommen? Krise ist gerade ...«
»Bin schon weg!« Krise trat in die Tür und stellte sich zu seinen Freunden. »Wollte dir nur das Buch vorbeibringen und das war's auch schon.«
Krise drehte sich um und ging. Gefolgt von Mief und Trief. Eine Weile starrte Mumpitz den dreien noch hinterher, irgendwie hatte er ein komisches Gefühl in der Magengegend.
»Na, vielleicht wird ja auch aus einem Krise mal ein netter Kerl?« Mumpitz schüttelte nachdenklich den Kopf und ging zurück in sein Zimmer.

»Gruseln von A bis Z«

Das Buch lag auf seinem Bett. Noch einmal las er den Titel: »Gruseln von A bis Z« – und schlug dann wahllos irgendeine Seite auf. Fassungslos starrte er auf die Überschrift: »M – Mensch« stand da und einige Zeichnungen waren auf dieser Seite abgebildet. Mumpitz versuchte wegzusehen, aber seine Augen wollten nicht, was Mumpitz wollte, und verschlangen gierig die Zeilen: »Homo sapiens – einziges lebendes Mitglied der Familie der Hominiden.«

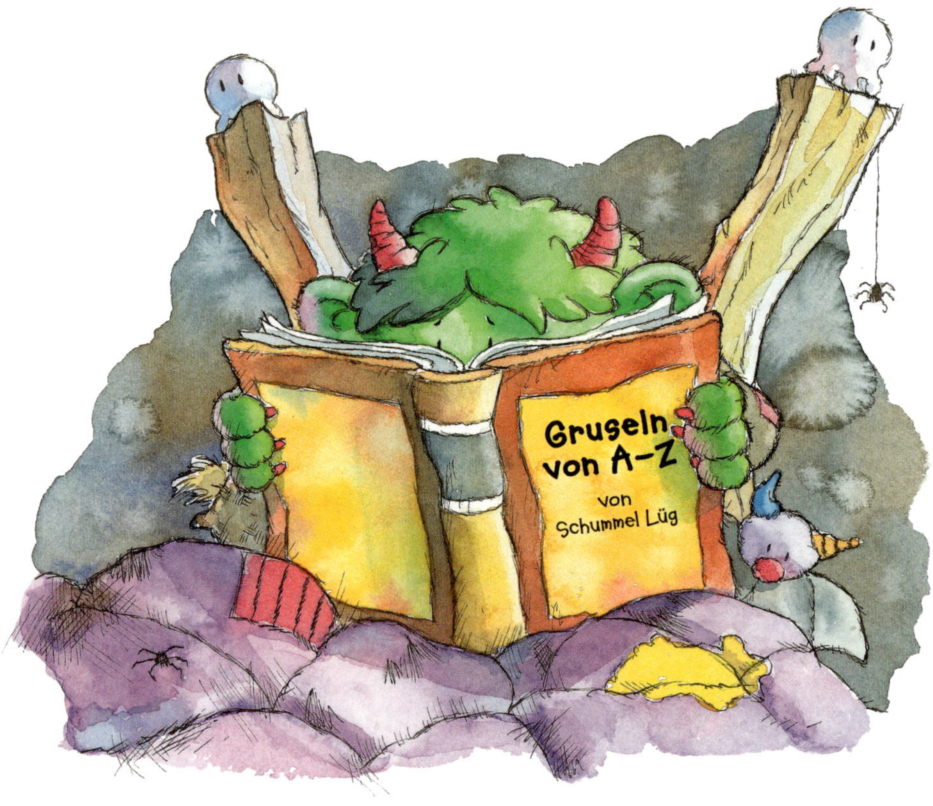

Mumpitz kräuselte angeekelt die Nase. »Unter Berücksichtigung der fossilen Formen ergibt sich die Unterteilung in drei Unterfamilien: Vormenschen, Urmenschen und Echtmenschen. Letztere werden wieder in drei Gruppen eingeteilt: Frühmenschen, Altmenschen, Jetztmenschen.«

Mumpitz konnte gar nicht mehr aufhören zu lesen. Er kämpfte mit sich selbst, denn einerseits wollte er das alles gar nicht so genau wissen, doch andererseits konnte er nicht genug davon kriegen. »Mumpitz, hast du deine Hausaufgaben schon gemacht?« Mama Furunkel riss ihn aus seinen Gedanken.
»Bin schon dabei, Mama!« Er stellte schnell das Buch ins Regal, holte seinen *Schulranz* und begann mit den Aufgaben. So verging der Nachmittag. Mumpitz half noch im Garten, spielte eine Runde *Schlammball* mit Feuer und Flamme und schon war es wieder Zeit fürs Bett. Und da war es wieder. Das seltsame Gefühl. Es saß wie ein Kloß ganz oben im Hals. Und sosehr er sich auch bemühte, ihn herunterzuschlucken – er kam immer wieder hoch. Angst! Es war die pure Angst.

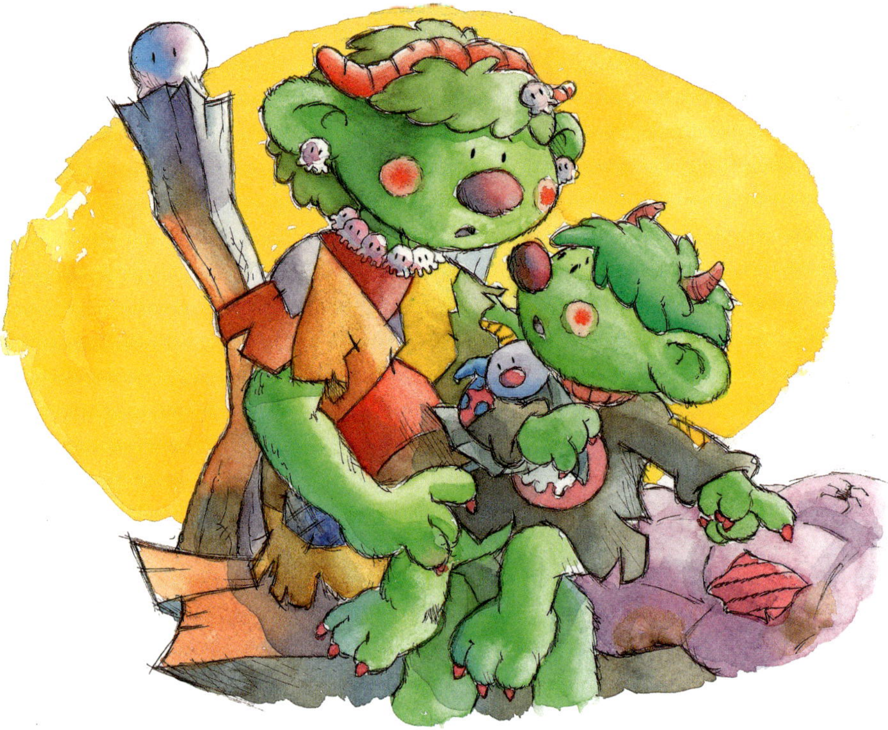

Mama Furunkel kam wie jeden Abend noch an sein Bett. Als sie sich über ihn beugte, um ihren *Gute-Nacht-Schlotz* loszuwerden, legten sich zwei Ärmchen um ihren Hals. Mumpitz flüsterte seiner Mami ins Ohr: »Lies mir doch noch eine Geschichte aus dem großen *Monsterbuch der Gebrüder Schlimm* vor: *›Das Märchen von Monströßchen‹* oder *›Rotzkäppchen und der böse Wolf‹* und … und … und *›Frau Hölle‹*!«
Als Mama Furunkel ein Märchen vorgelesen hatte, fing Mumpitz erneut an zu betteln: »Jetzt könntest du mir doch noch ein Schlaflied *vorschlotzen*. Vielleicht ›Schlafe, mein

Stinktier, schlaf ein – stinken ist wirklich sehr fein‹ oder ›Schnarch, Kindlein, schnarch‹ ...«

Und als die Monstermami mit dem Lied-Vorschlotzen fertig war, wollte das kleine Monsterkind auch noch Mamis Kralle halten, damit es an ihr knibbeln konnte.

Und gerade als Furunkel aufstand, um das Zimmer zu verlassen, hielt Mumpitz sie erneut auf.

»Halt, jetzt hätten wir fast mein Abendgebet vergessen!«

Furunkel seufzte. Mumpitz faltete die Hände:

»Großer Geist, ich geh zur Ruh,
kuschel mich fest ran an Fluh!
Morgen wach ich wieder auf,
und der Tag nimmt seinen Lauf!«

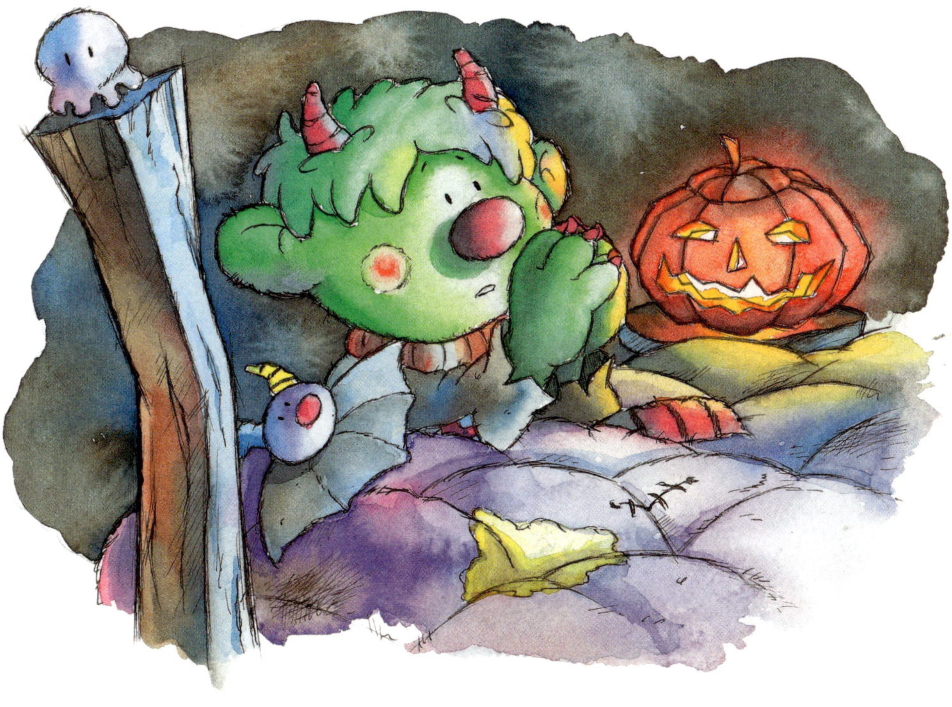

An dieser Stelle wollte Mama Furunkel aus dem Zimmer gehen, denn normalerweise war das Gebet hier zu Ende.

»Drum sei bei mir diese Nacht«,

betete Mumpitz weiter und seine Mama hielt inne,

»falls der Mond vom Himmel kracht!«

Wieder wendete sich die Monstermama Richtung Tür und wurde zum dritten Mal von Mumpitz' Gebetsfortsetzung zurückgehalten:

»Falls das Sauerkraut ausgeht,
falls ein Menschlein vor mir steht …«

Mama Furunkel sah Mumpitz leicht irritiert an.
Dieser fuhr unbeirrt fort: *»Falls ein Stern vom Himmel fällt,*
falls der Wolf vom Nachbarn bellt, falls …«

Nun wurde es der Monstermama zu viel und sie schnaubte leicht genervt: »Jetzt ist es aber genug, Mumpitz! Du bist kein Baby mehr – schlaf jetzt endlich ein!«
Mit diesen Worten drehte Mama Furunkel sich um und ging aus dem Zimmer. Sie hatte einen harten Tag hinter sich und freute sich schon auf ihr tägliches *Schlammbad mit Blutegelpeeling*.
»Sagt mir Papa noch Gute Naaacht?«, rief Mumpitz seiner Mami hinterher und schon kam Papa Motz an Mumpitz' Bett und wuschelte ihm durch die Borsten: »Gute Nacht, Mumpitz, *schnarch gut!*« Schnell wollte Papa Motz das Kinderzimmer wieder verlassen, denn gleich würde seine Lieblingssendung »*Wer wird Müllionär*« im Fernsehen beginnen.

Monsterkinder haben keine Angst!

Doch als Papa Motz an der Tür angelangt war, hörte er sein Monsterkind wispern: »Ich habe aber furchtbare Angst!«
Der Monstervater seufzte tief. So tief wie ein Monstervater nur seufzen kann. Und Monsterväter können bekanntlich sehr tief seufzen.
Er hörte schon die »Wer wird Müllionär«-Titelmelodie aus dem Wohnzimmer und trotzdem setzte er sich noch einmal auf die Bettkante. Denn er gehörte zu den wenigen Monstervätern, die die kleinen Probleme ihrer Kinder sehr ernst nehmen.

Er kraulte Mumpitz noch einmal an den Borsten und brummelte: »Mumpitz, Monsterkinder haben keine Angst. Das Wort Angst steht bei uns Monstern im *Lechzikon* unter ›Fremdwörtern‹.«

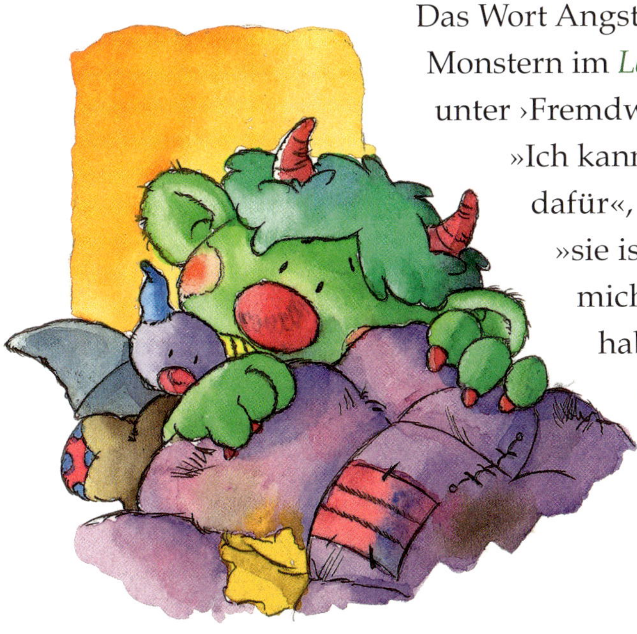

»Ich kann ja auch nichts dafür«, begann Mumpitz, »sie ist einfach so über mich gekommen. Ich hab sie nicht eingeladen, das kannst du mir glauben.«

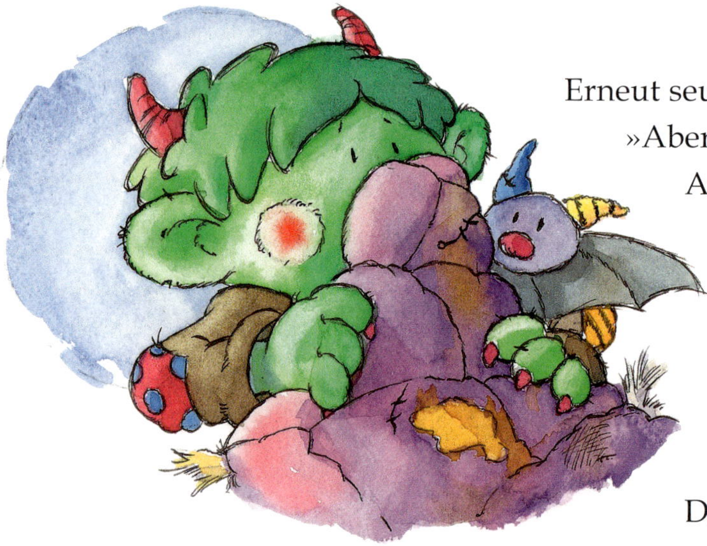

Erneut seufzte der Monsterpapa: »Aber wovor hast du denn Angst, mein kleiner Sabberlatz?«

Das kleine Monster richtete sich auf und erzählte mit weit aufgerissenen Augen. Die Gänsehaut lief ihm vom linken kleinen Zeh das Bein hinauf bis in die Kopfborsten und auf der anderen Seite wieder zurück in den rechten kleinen Zeh, so sehr gruselte es sich. »Unter meinem Bett haust ein furchtbar fürchterliches ... Menschlein mit weißen Zähnen, blonden frisch gewaschenen Haaren, es riecht nach Seife und Leberwurstbrot, lächelt freundlich und winkt mir zu.«
Da musste Papa Motz schmunzeln »Ach, Menschen gibt es doch gar nicht, überhaupt nicht, kein kleines bisschen, also mach die *Glubscher* zu und *schnarch*.«
»Aber woher weißt du das?« Mumpitz wollte es genau wissen.
»Ich hab noch nie einen Menschen gesehen.«
»Aber das heißt doch noch nicht, dass es keine gibt. Die Luft sieht man doch auch nicht und trotzdem ist sie da«, japste das kleine Monster und umklammerte seine Plüschfledermaus Fluh so fest, dass dieser fast die Luft wegblieb.

»Menschen gibt es nur im Märchen«, beruhigte Papa Motz seinen Sohn.
»Soll das heißen, es gibt auch keine schrecklich gut duftenden Prinzessinnen in rosa Kleidern mit langen güldenen Locken?«
»Genau das soll's heißen!«
»Und blöde blonde Prinzen mit blauen Augen und grünen Strumpfhosen?«
»Alles nur Märchen.«
»Und ...«
»Da fällt mir ein«, begann Papa Motz plötzlich, »ich hatte auch mal eine Phase als Kind, da dachte ich, genau wie du, unter meinem Bett würde jemand hausen. Es kam mir oft so vor, als würde ich seltsame Geräusche hören.«
»Was hast du gegen die Angst gemacht?«
»Mir war sehr schnell klar, dass es keine Menschen unter Monsterbetten gibt, und deshalb holte ich mir Holzbretter und Nägel und vernagelte mein Bett untenrum.«

Mumpitz stutzte und zog die Stirn in Falten. »Warum hast du das gemacht, wenn du dir sicher warst, dass es keine Menschen gibt?«
Papa Motz kratzte sich am Kopf und meinte nur: »Man kann ja nie wissen!«
Er sabberte ihm einen *Gute-Nacht-Schlotz* auf die Backe und ging aus dem Zimmer.

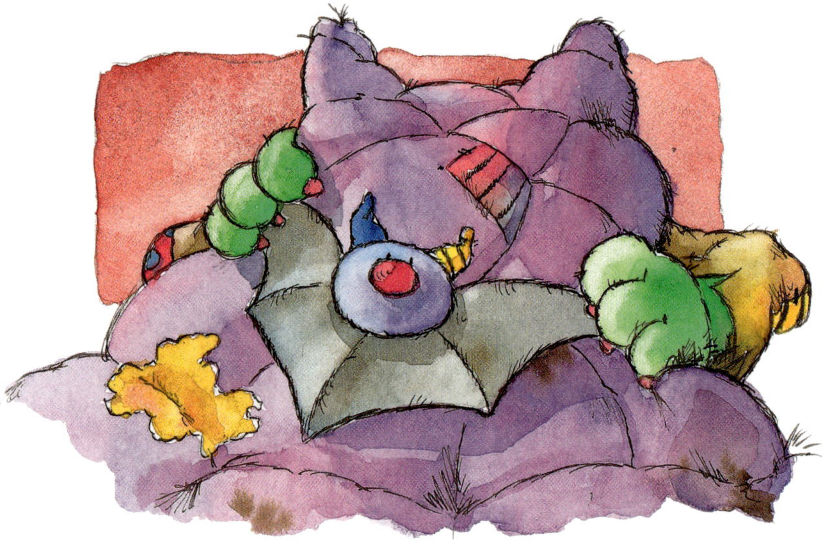

Mumpitz zog die *Stinkedecke* bis über die Gnubbelnase. Dieses Gespräch war ja sehr beruhigend gewesen! Und seine Angst war jetzt schlimmer als vorher. Hinzu kam, dass er sich jetzt auch noch einbildete, Geräusche unter seinem Bett zu hören. Er presste seine Hände auf die Ohren, drückte die Augen fest zusammen und flüsterte immer wieder, um sich Mut zu machen: »Es gibt keine Menschen, es gibt keine Menschen ...«

Mumpitz wiederholte diesen Satz so lange, bis er schließlich ohne es zu merken einschlief. Er hatte einen fürchterlichen Traum und wachte kurze Zeit später schweißgebadet auf. Sein Herz raste.

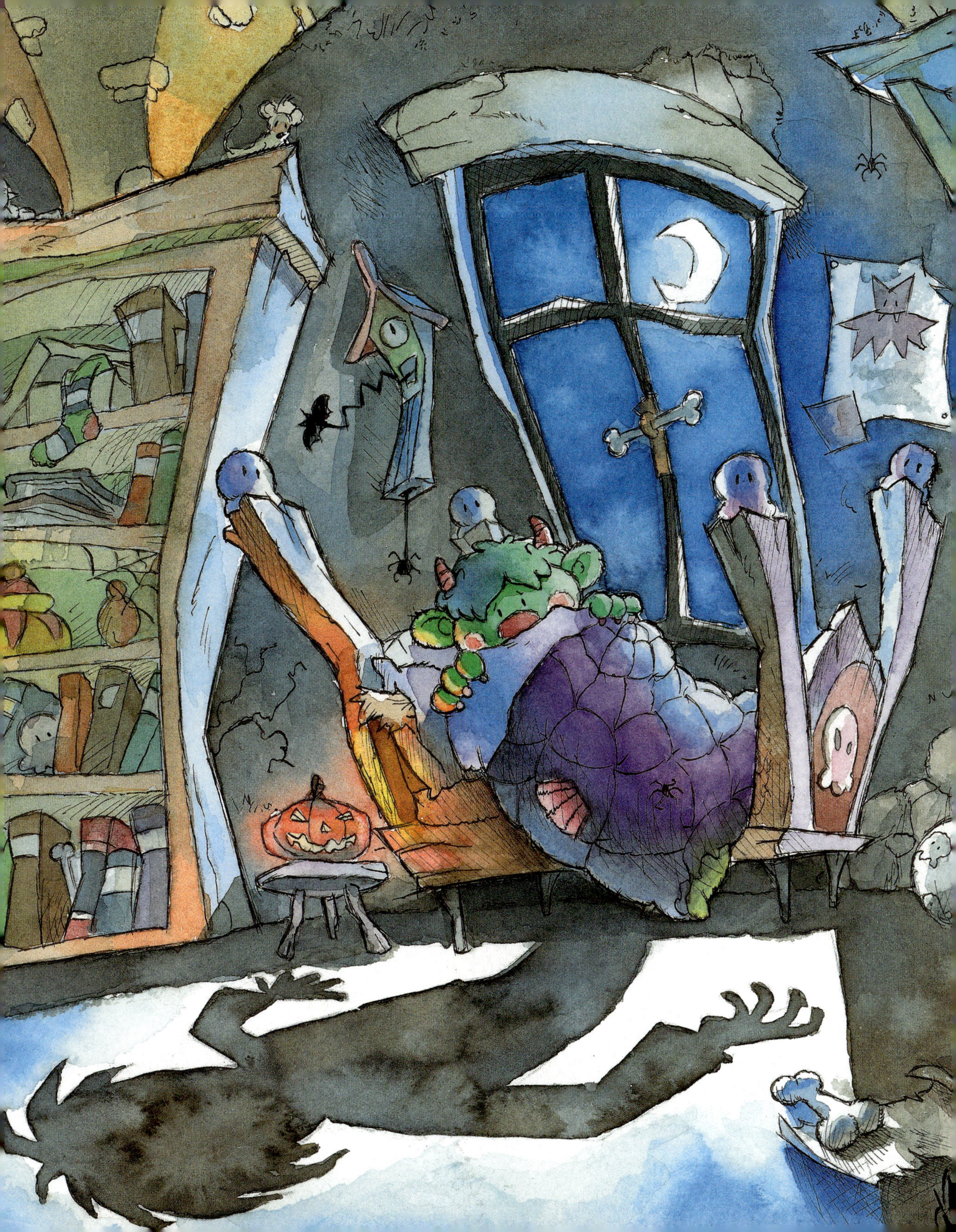

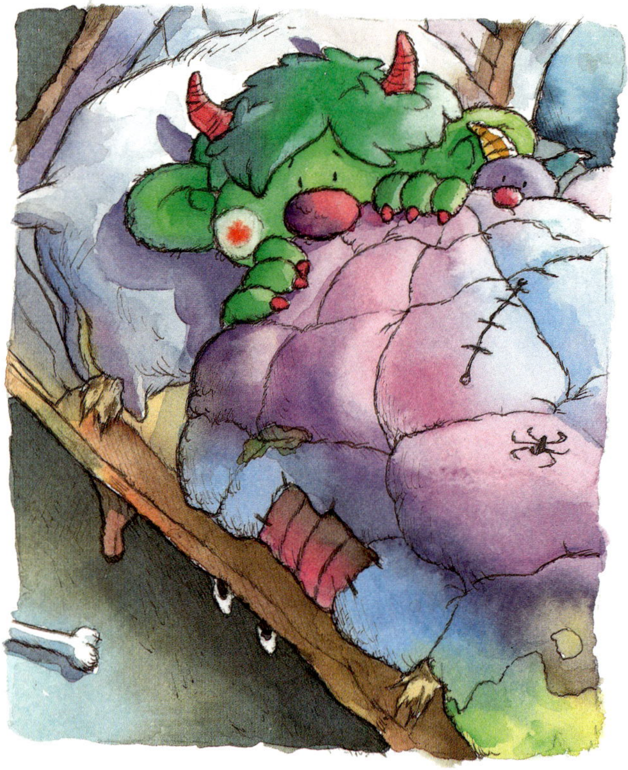

Und da waren sie wieder, die Geräusche. Irgendetwas oder irgendwer war unter seinem Bett. Er packte seine Plüschfledermaus Fluh und rannte so schnell er konnte ins *Schnarchzimmer* seiner Eltern. Dort krabbelte er vorsichtig unter die Decke und schlief dicht an seine Mami gepresst ein.

Alles, was ich will, ist Mut!

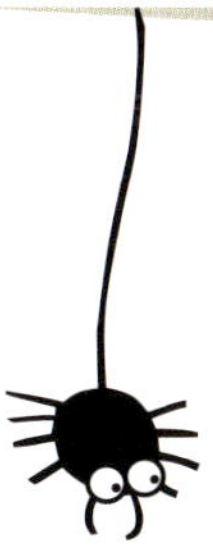

So vergingen die nächsten Tage. Die Geräusche, die Mumpitz unter seinem Bett hörte, wurden immer lauter. Demzufolge wurde sein Abendgebet um den Beistand in der Nacht immer länger:

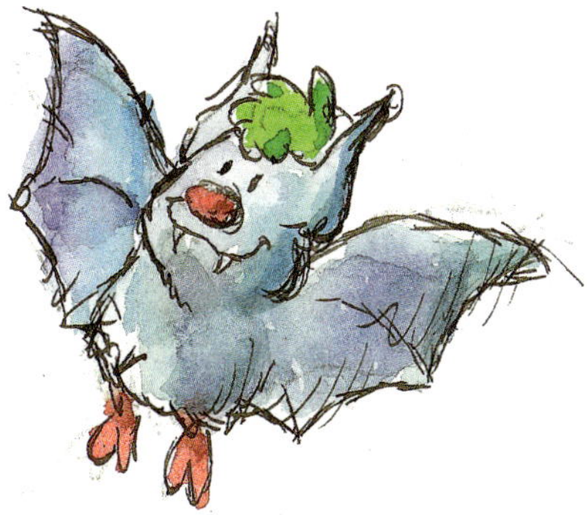

»Falls ein Stern vom Himmel fällt ...
Falls der Wolf vom Nachbarn bellt ...
Falls ein Albtraum mich erschreckt ...
Falls ein Mensch kommt und mich weckt.
Nimm mir bitte meine Angst,
denn ich weiß, dass du das kannst.
Nimm mir auch die Gänsehaut,
die an mir nicht schön ausschaut.
Alles, was ich will, ist Mut,
denn dann geht's mir wieder gut!«

Doch es nützte alles nichts. Die Angst war da und sie wurde immer schlimmer. Jedes Mal, wenn er seine Eltern ins Zimmer holte, um ihnen die Geräusche zu beweisen, waren diese plötzlich verschwunden. Es war wie verhext. Und am Tag war Mumpitz müde. So müde, dass er sogar einmal mitten im Unterricht einschlief. Doch bevor Fräulein Brechreiz den schlafenden Mumpitz entdeckte, schaffte es Feuer mit einem zerknüllten Papierball gerade noch rechtzeitig, ihn zu wecken. Verschlafen guckte sich Mumpitz um. »Du bist eingeschlafen«, flüsterte Feuer. »Was ist nur mit dir los? Deine Augenringe reichen fast bis zu den Knien.«

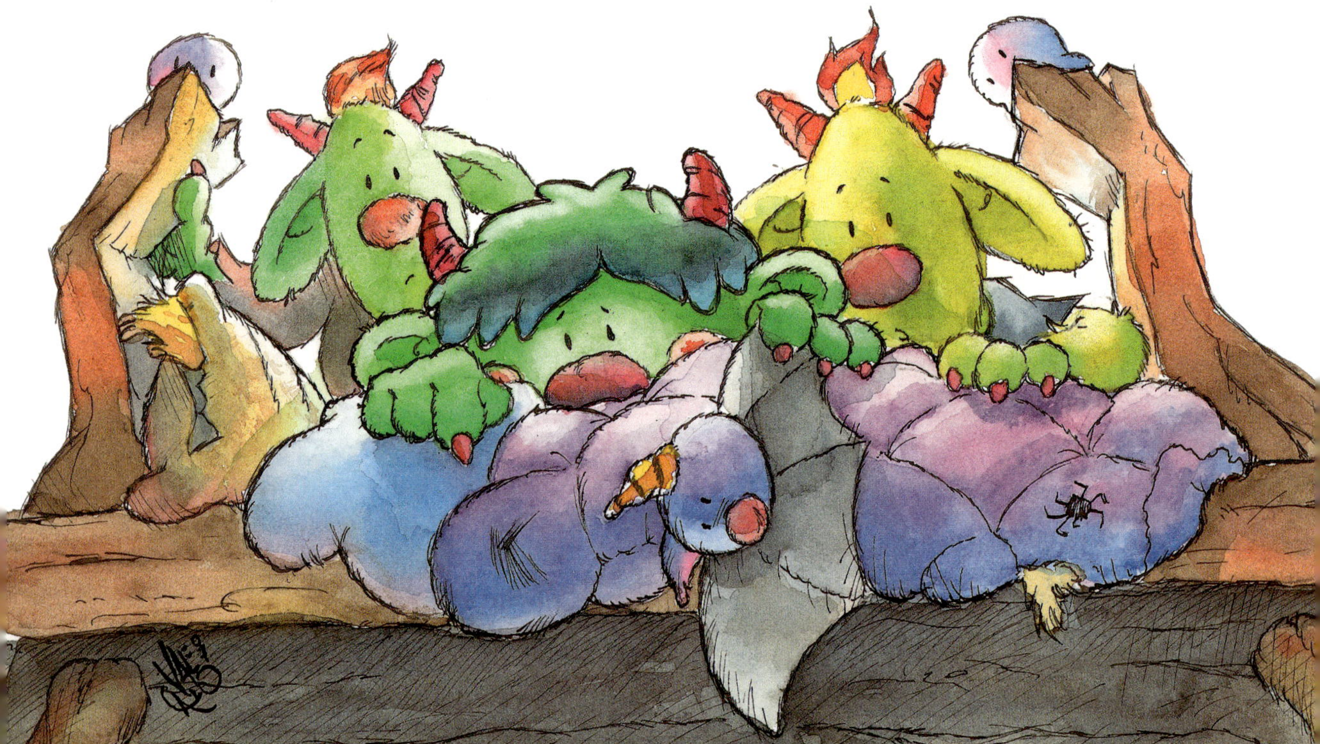

Das Geständnis

»Glaubt mir, ich würde mir nichts sehnlicher wünschen, als mal wieder richtig zu schlafen. Einfach abends einschlafen und morgens wieder aufwachen. Das ist alles, was ich will, ist das zu viel verlangt?«

Mumpitz, Feuer und Flamme saßen in Mumpitz' Zimmer auf dem Bett und sahen sich ratlos an.
»Warum tust du es nicht einfach?«, fragte Flamme schulterzuckend.
»Weil ich es nicht kann!«, erwiderte Mumpitz.
»Alles, was du tun musst«, begann Feuer, »ist: dich hinlegen, Augen schließen, ruhig atmen und einschlafen.«
»So schwer ist das wirklich nicht. Soll ich es dir mal zeigen, Mumpitz?« Und schon lag Flamme der Länge nach auf dem Bett und atmete übertrieben langsam.
»Einatmen und ausatmen, einatmen und ausatmen«, begann er zu gähnen, »ein und uahh, dann ... schon ... schläfst ...«
»Flamme!« Mumpitz riss ihn im letzten Augenblick aus seinem Beinahe-Nickerchen. »Ich-weiß-wie-es-geht! Ich kann es auch!«
»Warum sagst du dann, dass du es nicht kannst – wenn du es kannst?« Feuer und Flamme sahen Mumpitz verwundert an. Dieser seufzte tief. Es war nicht leicht für ein Monsterkind, vor seinen Freunden zuzugeben, dass es Angst hatte. Für ein Menschenkind ist das schon schwer genug.
Doch Mumpitz dachte an den großen Monster-Freundschaftsschwur, den die drei sich geschworen hatten: »Wir wollen immer ehrlich zueinander sein, keine Geheimnisse voreinander haben und uns gegenseitig immer helfen, egal was passiert.«
Es war ein feierlicher Schwur gewesen. Sie hatten ihre Hände über ein kleines Feuer gehalten und es war

mächtig heiß geworden. Die Hitze war ihnen von den Händen in den Kopf bis in die Schwanzspitze gestiegen und es war, als hätten sich die Worte mit der Hitze fest in ihren Köpfen eingebrannt. Also begann Mumpitz:
»Erinnert ihr euch an unseren Schwur?«
»Na klar, wie könnten wir den vergessen?«.
Mumpitz sah den beiden fest in die Augen und fing an zu erzählen.

Als er fertig war, sahen ihn Feuer und Flamme nachdenklich an. »Du hörst Geräusche unter deinem Bett?«
Mumpitz nickte.
»Hast du schon mal nachgesehen?«, fragte Feuer.
Mumpitz schüttelte den Kopf. Feuer legte sich bäuchlings auf den Boden und guckte – in sicherer Entfernung versteht sich – unters Bett. »Nichts. Von hier aus sieht man nichts.«
»Am Tag ist ja auch alles still.«
»Na, wenn das so ist, dann kann einem ja am Tag auch nichts passieren.« Und Feuer streckte vorsichtig seine Kralle ein Stückchen unters Bett. Nur ein kleines Stück.
Er wedelte ein wenig hin und her. »Ich fühl auch nichts.«
»Lass mich mal.« Langsam fing Flamme an, Spaß daran zu finden. Er streckte seinen Arm ein bisschen tiefer in das Dunkel hinein. »Ich kann da auch nichts entdecken.«
Immer mutiger wurden die Freunde und schließlich rutschte Flamme mit seinem Bein unter das Bett und bewegte es hin und her. Dabei sang er: »Hier kann ich überall hi-hin ...«

Plötzlich schrie er so laut, dass Mumpitz und Feuer zusammenfuhren: »Hilfe, mich hat was, irgendetwas hält mich fest und zieht mich unters Bett. Helft mir! Es verschlingt mich!« Mumpitz und Feuer waren zu Tode erschrocken, packten den zappelnden, schreienden Flamme und zogen ihn mit vereinten Kräften unter dem Bett hervor. Schwer atmend und am ganzen Leib zitternd sahen sie Flamme an. Dieser grinste, klopfte sich ein wenig Staub aus dem T-Shirt und meinte trocken: »War nur ein Witz, keine Panik.«
Mumpitz und Feuer wollten ihm gerade eine Strafpredigt verpassen, da machten sie eine seltsame Entdeckung ...

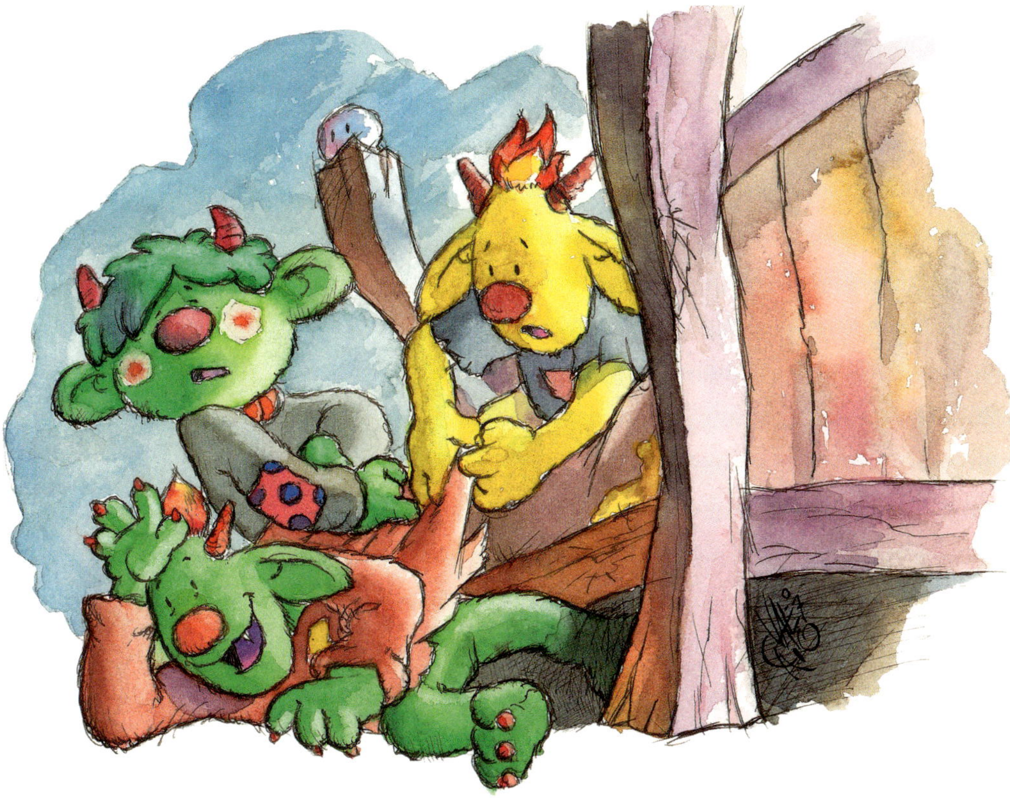

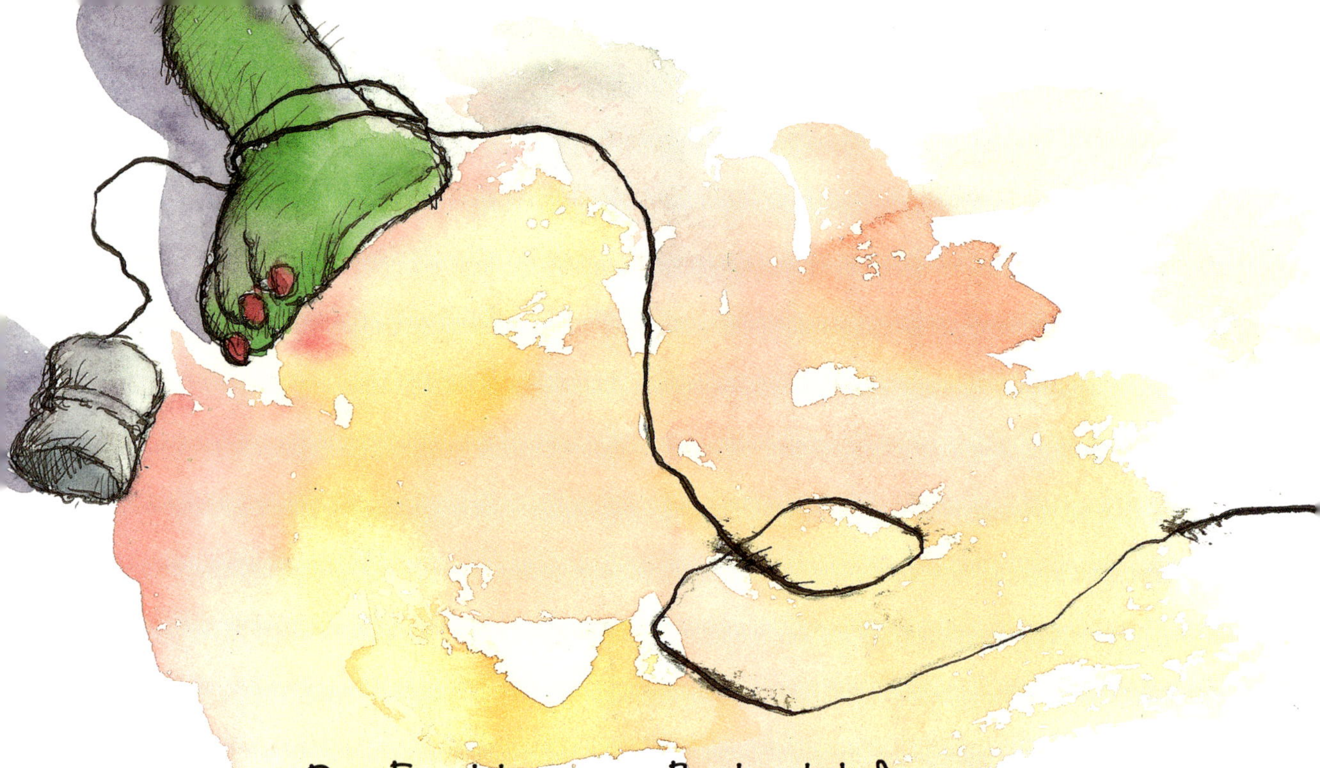

Das Furchtzwerge-Bechertelefon

Etwas hing an Flammes Fuß, sie hatten es mit ihm hervorgezogen. Es war eine lange Schnur, an deren Ende ein Plastikbecher befestigt war: »*Furchtzwerge*« stand drauf. Normalerweise befand sich darin ein *Mulchprodukt* in den Geschmacksrichtungen Schimmelpilz, Schleim und Essigwasser. Dieser Becher war jedoch leer.

Die drei Monsterkinder zogen an der Schnur und zu ihrer Verwunderung führte diese an der Wand entlang durchs Fenster nach draußen.
Die drei rannten in den Garten, um dem Lauf der Schnur weiter zu folgen. Sie schlängelte sich durch das Kratzdistelbeet, vorbei am Brennnesselbusch und endete schließlich

im Schmarotzergebüsch. Auch an diesem Ende der Schnur befand sich ein *Furchtzwergebecher*. Feuer, Flamme und Mumpitz hielten ihren Fund ratlos in den Händen.
»Was soll das sein?« Feuer kratzte sich am Kopf.

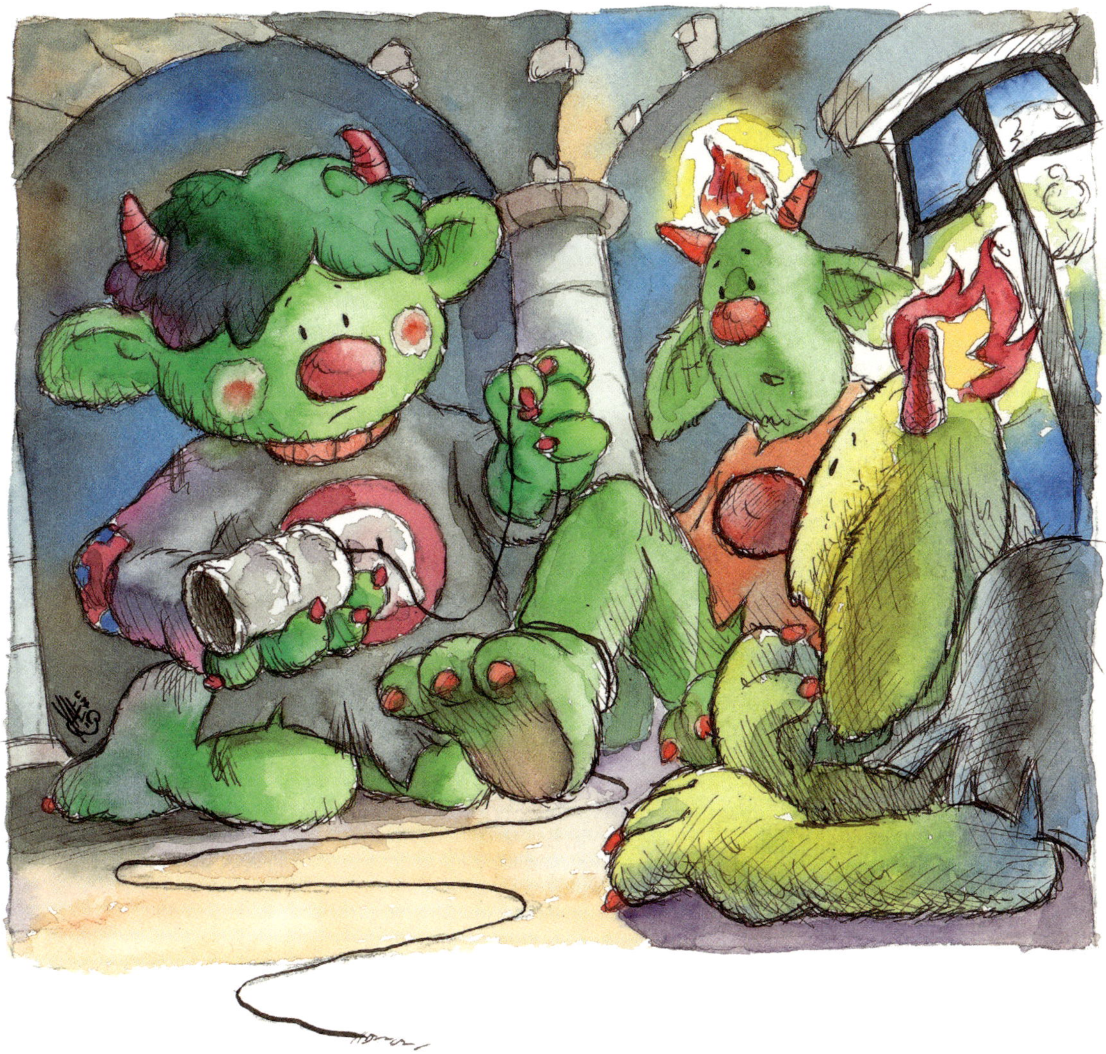

»Das liegt doch auf der Kralle, da will mich jemand ziemlich übel übers Horn hauen.«
Mumpitz wurde wütend: »Irgendjemand beobachtet mich von hier aus, wie ich ins Bett gehe, wartet ab, bis meine Eltern aus dem Zimmer sind, und spricht dann in dieses Bechertelefon hinein. Und weil es nicht richtig gespannt ist, kommen bei mir keine Worte an, sondern nur diese seltsamen Geräusche.«
»Aber wer macht denn so was und wie konnte das zu dir ins Zimmer kommen?«
»Krise!«, platzte Mumpitz nach kurzer Überlegung heraus. Seine Ohren waren vor Aufregung ganz rot geworden.
»Er hat mir vor ein paar Tagen dieses Gruselbuch vorbeigebracht. Es kam mir gleich so komisch vor. Und Mief und Trief sollten mich aus dem Zimmer locken, damit Krise genug Zeit hatte, das *Furchtzwergetelefon* anzubringen.«
Die drei Freunde sahen sich an: »Das riecht nach Rache.«
Flamme ballte die Fäuste: »Den werden wir das Fürchten lehren! Was wir brauchen ist ein Plan.«
Und tuschelnd steckten die drei die Köpfe zusammen.

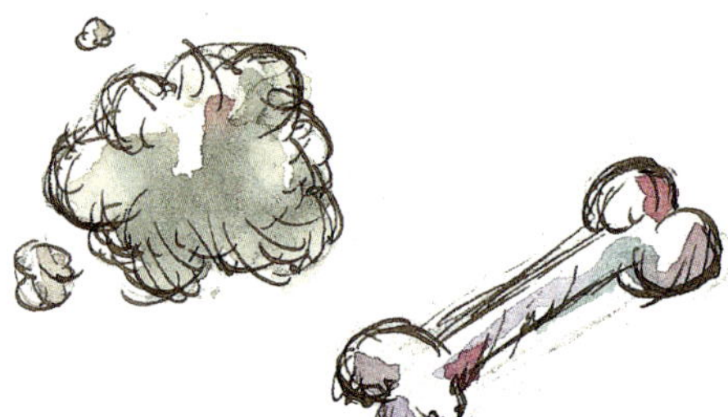

Der Plan

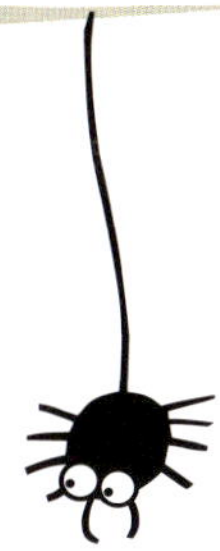

Die Liste des Racheplans war lang, die Zeit, die sie für die Vorbereitungen hatten, kurz. Als Erstes verlegten sie die Schnur wieder genau so, wie sie sie vorgefunden hatten. Dann begann ein Wettlauf mit der Zeit. In Windeseile wurde geschleppt, genagelt, geknotet, gepinselt und geklettert.

Flamme wurde in *Tante Schrulles Laden* geschickt, um ekliges Zeug zu kaufen. Ekliges Zeug heißt nicht etwa Schlamm, Schimmel oder Krötenpipi. Hey, nein, vergesst nicht, wir befinden uns hier in Monstrosia! Ekliges Zeug bedeutet für die Bewohner von Monstrosia ein Stück Seife, 100 Gramm Puderzucker oder ein Eimer rosaroter Farbe. Bei Tante Schrulle im Laden gibt es die sogenannte »eklige Ecke«.

Monsterkinder bestaunen normalerweise nur auf sichere Entfernung diese merkwürdigen Dinge. Feuer und Mumpitz zogen sich hingegen selbst gebastelte Schutzanzüge an, bestehend aus Mülltüten für untenrum und einer Papiertüte mit ausgeschnittenen Löchern für die Augen für obenrum, und machten sich auf den Weg zum gefürchteten *Heinzelwinkel*.

Um den *Heinzelwinkel* sollte man, ist man ein Monster, einen großen Bogen machen. Man munkelt, dort würden seltsame Wesen leben, mit Spitzhütchen und roten Backen. Noch nie hatte eines der Monster so ein Wesen gesehen, aber auf einem großen Schild stand geschrieben:

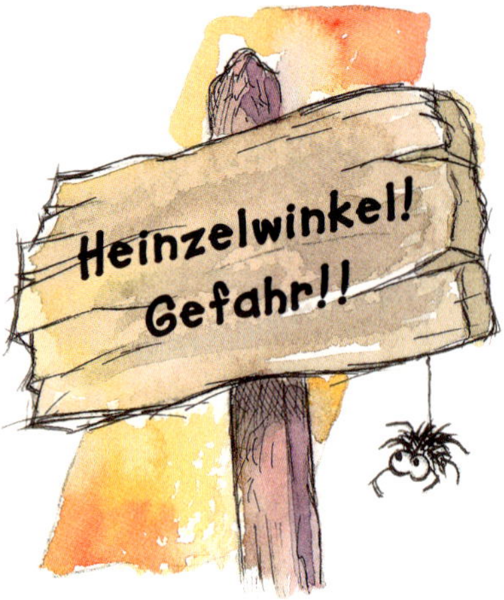

Und ganz egal ob man an die Geschichten glaubte oder nicht, eins stand fest: Hier veränderte sich die Landschaft. Das Moor endete und eine grüne Wiese mit bunten Blumen begann. Und genau diese bunten Blumen waren es, auf die es Feuer und mpitz abgesehen hatten. Denn der Duft der Blüten ist für ein Monster fast nicht zu ertragen. Deshalb wickelten sich die beiden Freunde Schals um die Nasen.
In einem Topf mit Deckel brachten sie die Blumen nach Hause und arbeiteten unermüdlich weiter an ihrem Plan. Und endlich war alles fertig und die Monsterkinder begutachteten stolz ihr Werk.

»Racheplan« stand auf der Zeichnung, die Mumpitz in den Händen hielt, und er erklärte noch einmal, wie alles funktionieren sollte:
»Also«, begann er, »wir haben hier vier Stolperseile. Alles beginnt mit Stolperseil 1.
Krise stolpert und landet auf seinem Bauch. Er schlittert bäuchlings durch die Seifenlauge auf Stolperseil 2 zu und landet auf der Wippe, auf der er erst einmal liegen bleibt. Mit der Kraft des zweiten Stolperseils wird das Fass auf dem Baum heruntergezogen und landet auf der anderen Seite der Wippe. Diese schleudert Krise in die Luft und er landet direkt im Bottich mit der rosa Farbe.«

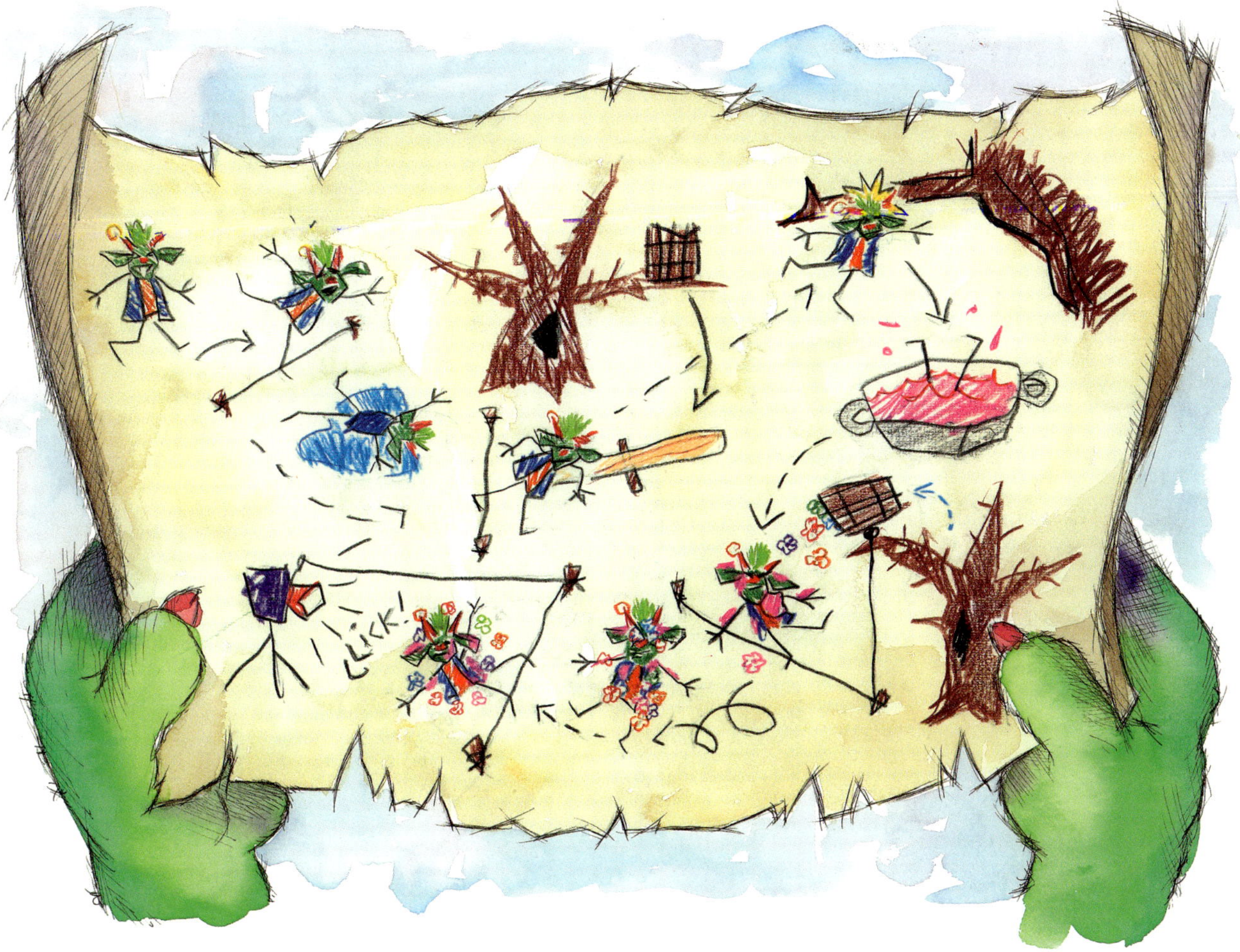

Feuer und Flamme sahen sich an dieser Stelle angeekelt und begeistert zugleich an.

»Steigt Krise nun aus dem Bottich heraus, löst er – ohne es zu wollen natürlich – Stolperseil Nummer 3 aus: Der Eimer auf dem Ast über ihm kippt um und überschüttet ihn mit den Blumen, die dann, weil er ja vor frischer Farbe nur so trieft, an ihm festkleben.«

Flamme konnte sich ein Kichern nicht verkneifen.

»Moment, Moment, es geht noch weiter.« Mumpitz hob beschwichtigend die Hand. Auch ihm begann die Sache Spaß zu machen.
»Das letzte Stolperseil, also Nummer 4, betätigt den Auslöser des Fotoapparates, der ein Foto von Krise machen wird, das wir als Poster im Klassenzimmer aufhängen oder als Glückwunschkarte zu seinem nächsten Geburtstag schicken können.«

Zufrieden rollte Mumpitz den Plan zusammen.
»Aber was ist eigentlich mit Mief und Trief? Kriegen die gar nichts ab?«
Feuer überprüfte noch einmal Stolperseil 3.
»Die beiden machen sowieso immer nur das, was Krise sagt, entweder sie stolpern direkt mit hinein ins Vergnügen oder sie halten sich dicht hinter Krise und bekommen eine kostenlose Vorstellung. Glaubt mir, das reicht denen, beim ersten Schrei von Krise sind die beiden über alle Berge.«

Jetzt hieß es warten. Warten auf die Dunkelheit. Die drei saßen in Mumpitz' Zimmer, aßen ein *Schweißbrot mit Mieswurz* und beredeten noch einmal ihr Vorhaben.
»Wichtig ist, Mumpitz, dass du dich hier in deinem Zimmer ganz normal verhältst. Die müssen denken, du gehst wieder schlotternd vor Angst ins Bett. Flamme und ich verstecken uns inzwischen draußen, um alles mitzubekommen und dich auf dem Laufenden zu halten.«
Feuer hatte das letzte Stück *Schweißbrot* hinuntergewürgt und schleckte sich genüsslich den Mund.
»Aber wie wollt ihr mich auf dem Laufenden halten? Ich werde hier doch nichts mitbekommen.«
»Wir haben vorgesorgt.« Flamme zog grinsend einen *Furchtzwergebecher* aus der Tasche, der an einer Schnur befestigt war. »Hier, ein zweites Bechertelefon. Dadurch können wir dir mitteilen, wann Krise und die anderen den Garten betreten.«

Auch Mumpitz lächelte.
Doch plötzlich wurde er ernst und guckte aus dem Fenster: »Seltsam, es müsste um diese Zeit doch schon viel dunkler sein.«
Auch Feuer und Flamme traten zum Fenster und sahen hinaus.

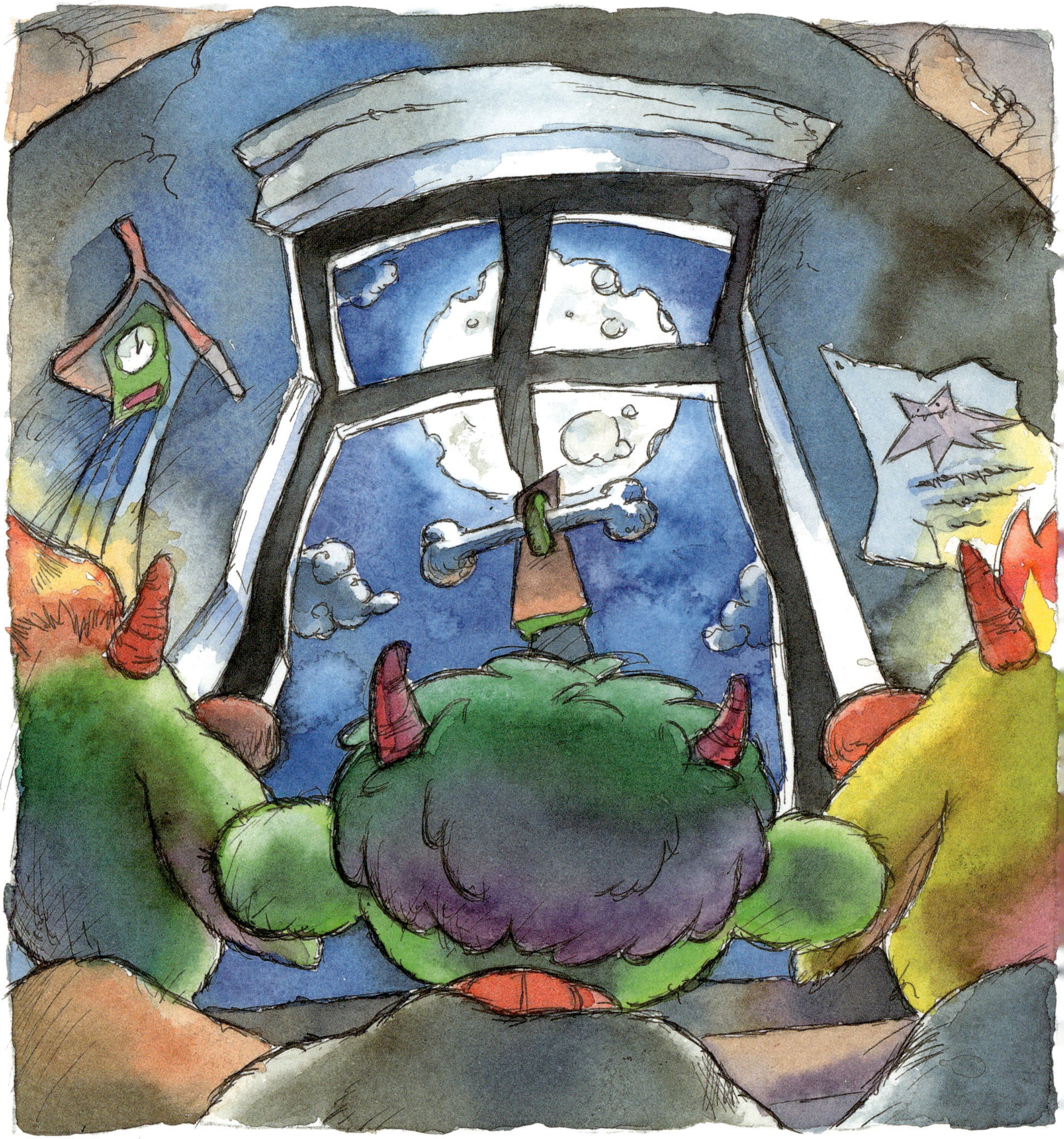

»Oh nein«, entfuhr es allen dreien im Chor, »es ist Vollmond!«
»Das haben wir total vergessen in unseren Berechnungen.«
Verärgert kratzte sich Mumpitz an der Nase. »Es ist viel zu hell da draußen. Guckt euch das an, man kann sogar die Stolperseile ganz klar erkennen!«
»Was machen wir nun?« Feuer und Flamme sahen sich besorgt an.
»Wir müssen den Mond verdecken.«
Mumpitz sah in die erstaunten Augen der Zwillinge.
»Wie willst'n das anstellen?«, fragte Feuer amüsiert.
»Sollen wir vielleicht mit einer Leiter da hochsteigen und ein Tuch drüberwerfen?«
Und Flamme, der dachte, die Frage seines Bruders wäre ernst gemeint, fügte überlegend hinzu: »Eine Leiter reicht da wahrscheinlich gar nicht, man müsste mehrere aneinanderbinden. Und ob ein Tuch ausreicht ...?«
Mumpitz und Flamme verdrehten nur die Augen. Die Zeit drängte, also entwarfen sie einen Notfallplan.
Flamme sollte sich mit einem riesigen Trauerweidenast vor den Mond stellen. So war auch sichergestellt, dass der Mond verdeckt bleiben würde, denn Flamme konnte durch kleine Schrittchen mit dem Ast mitgehen, wenn der Mond über den Nachthimmel wanderte.
»Na, schaffst du das, Flamme?« Mumpitz klopfte seinem Freund auf die Schulter.
»Klar, das ist doch babyfurzleicht!« Flamme grinste seinen Freund an.

Und kaum stand also Flamme getarnt mit dem Ast in der Hand vor dem Mond im Garten, hörten sie auch schon Schritte näher kommen.

»Schnell, Mumpitz!« Feuer blieb vor Aufregung fast die Stimme weg. »Schnell ins Haus, sie kommen.«
Und Mumpitz lief so schnell er konnte in sein Zimmer, zog seinen Schlafanzug an und legte sich ins Bett.
Die Kürbiskopflampe brannte noch, genau wie sie es ausgemacht hatten.
Mumpitz' Herz hämmerte wild.

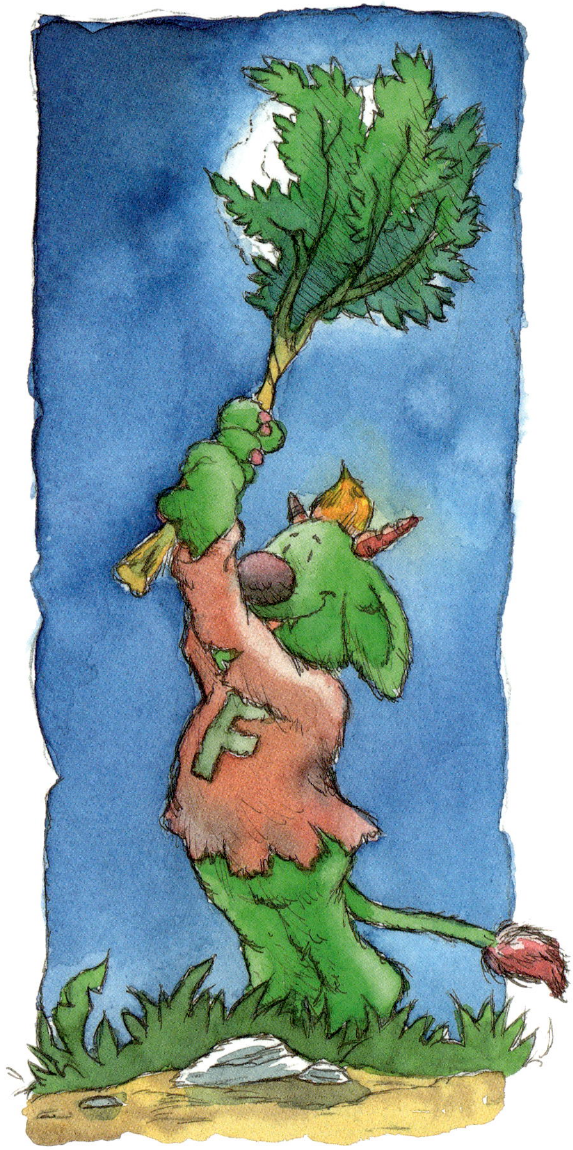

Der Farbbottich

»Noch eine Nacht, Leute, und Mumpitz glaubt tatsächlich, dass es Menschen gibt.« Krise lachte laut auf.

Mief und Trief folgten Krise und stimmten in sein Lachen mit ein. »Dann wird er bei seinem nächsten Aufsatz übers Gruseln wieder kein Wort rausbringen!«

Trief lief der Sabber aus dem Mund.

»Halt!« Krise hob plötzlich die Hand. »Seid mal still. Hier riecht es irgendwie komisch.«

»Tut mir leid, Chef.« Mief fühlte sich angesprochen.

»Doch nicht nach dir, es riecht eigenartig. Irgendwas ist heute anders.«

»Heute ist es nur heller als sonst, Chef.« Trief zeigte auf den Mond. »Gut, dass da so ein Ast gewachsen ist, der den Mond verdeckt, sonst könnte uns Mumpitz vom Fenster aus sehen.«

Flamme wurde heiß. Eigentlich war ihm schon heiß, da der Ast immer schwerer und schwerer wurde, je länger er ihn aufrecht halten musste. Doch jetzt kam noch der Angstschweiß hinzu. Die Angst, entdeckt zu werden.

Zum Glück waren Krise, Mief und Trief nicht klug genug, sich über den Ast, der da plötzlich aus dem Boden gewachsen war, zu wundern.

Während die drei noch die Köpfe zusammensteckten und berieten, wie sie heute Abend vorgehen würden, berichtete Feuer von seinem Versteck aus Mumpitz durch das Bechertelefon, was sich ereignete.

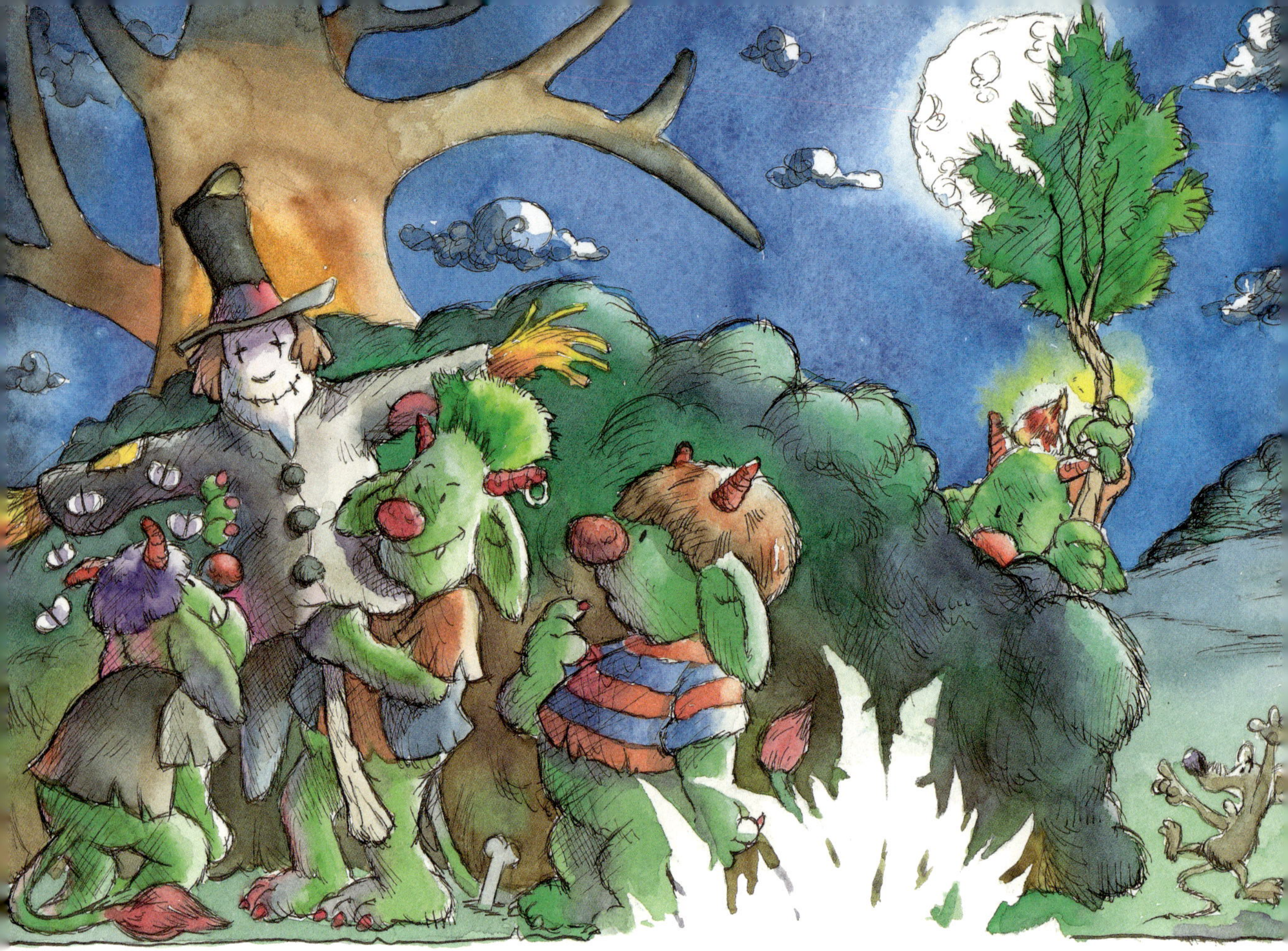

»Du musst mal ans Fenster gehen, Mumpitz, und ängstlich gucken«, flüsterte er.
»So richtig?«, flüsterte Mumpitz zurück und versuchte, möglichst natürlich ängstlich zu gucken.
»Sehr gut, da bekomme ja selbst ich Mitleid.«
Feuer kicherte in sich hinein.
»Krise, Mief und Trief bauen gerade ein menschenähnliches Gestell zusammen, mit dem sie dich wahrscheinlich zusätzlich erschrecken wollen. Deshalb dauert es so lange.

Sie haben Stolperschnur 1 noch immer nicht erreicht.«
Doch jemand anderes sollte Stolperschnur 1 in Kürze erreichen ...

Mittlerweile tropfte Flamme der Schweiß nur so von der Stirn. Er schwankte schon beträchtlich hin und her und der Mond drohte bereits, hinter dem Ast hervorzugucken.

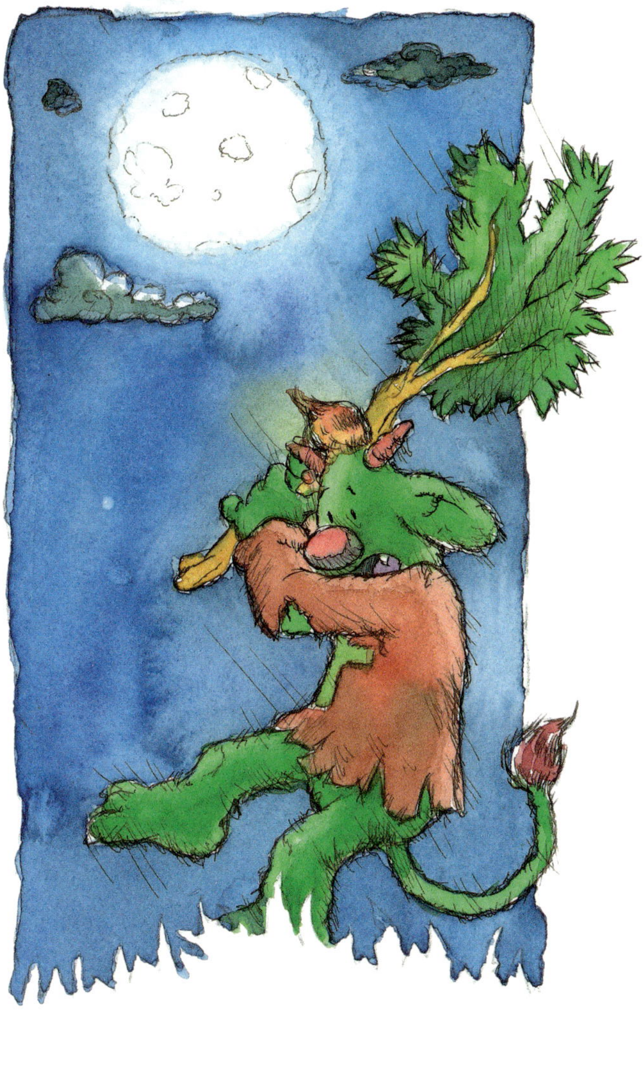

Als Flamme mit einem kleinen Quieken torkelnd über die erste Schnur stolperte, ging alles ganz schnell: Flamme schlitterte bäuchlings die Seifenlauge entlang über Stolperschnur 2 auf das Brett der Wippe, blieb dort liegen und flog, ausgelöst durch die Schnur, auf die andere Seite … Dort landete er statt Krise im rosaroten Farbbottich. Und das in hohem Bogen und mit einem spitzen Schrei.

Bei diesem Schrei sahen Krise, Mief und Trief auf. Auch Mumpitz war zu Feuer in den Garten gelaufen und beide mussten machtlos zusehen, wie sich ihr Freund Flamme mit Farbe verziert und von Blumen übersät unaufhaltsam dem Fotoapparat näherte.

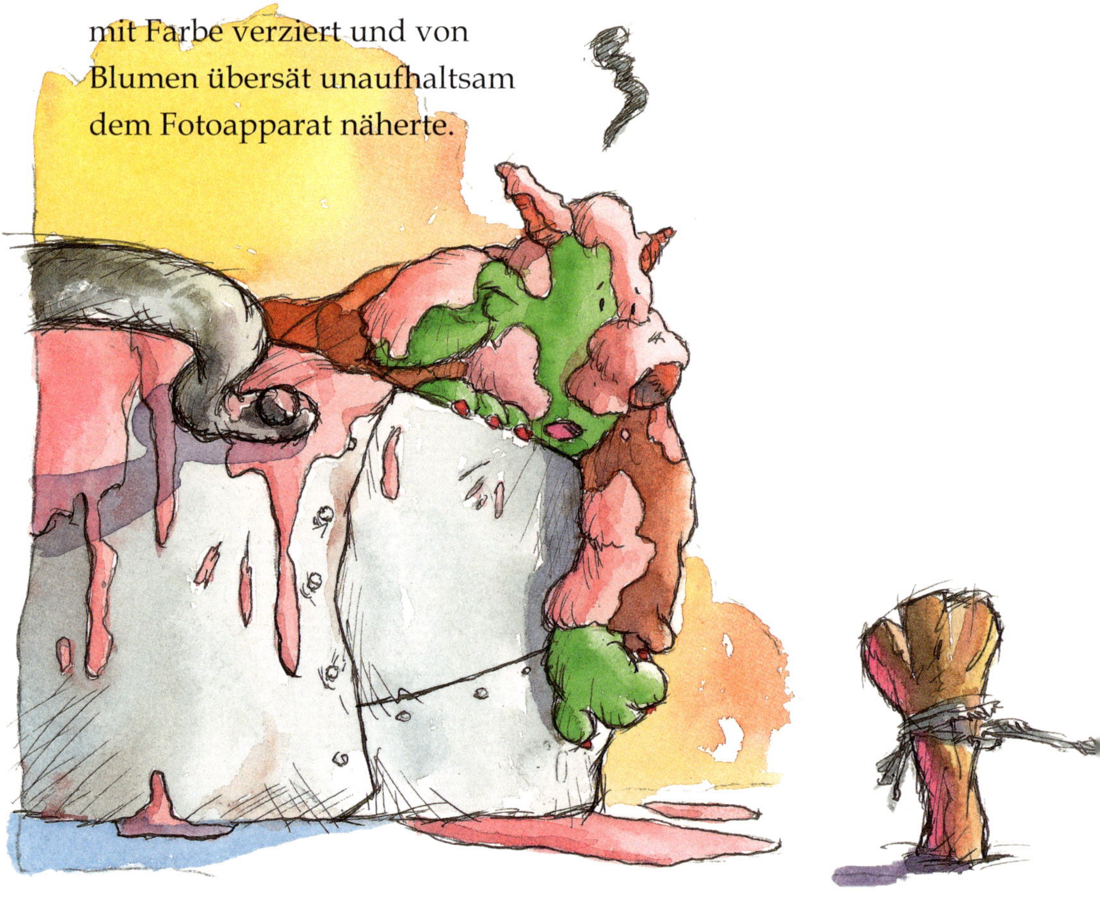

Genau in diesem Moment schob sich eine Wolke vor den Mond, das Blitzlicht des Fotoapparates erhellte Flammes Gestalt und der Anblick war wirklich schauerlich.
Flammes sonst grüne Haut leuchtete rosa, seine Ohren, ja der ganze Kopf war von Blumen bedeckt und sein Jammern klang ganz und gar entsetzlich. Es lag wohl an der Sonnenblume, deren Stängel er angestrengt aus seinem Hals herauszuwürgen versuchte.
Flamme versuchte seine Gedanken auf etwas Leckeres zu lenken: Pferdeapfelmus mit Sauerkraut – sonst hätte er den Geschmack der stinkenden Sonnenblume nicht ertragen.

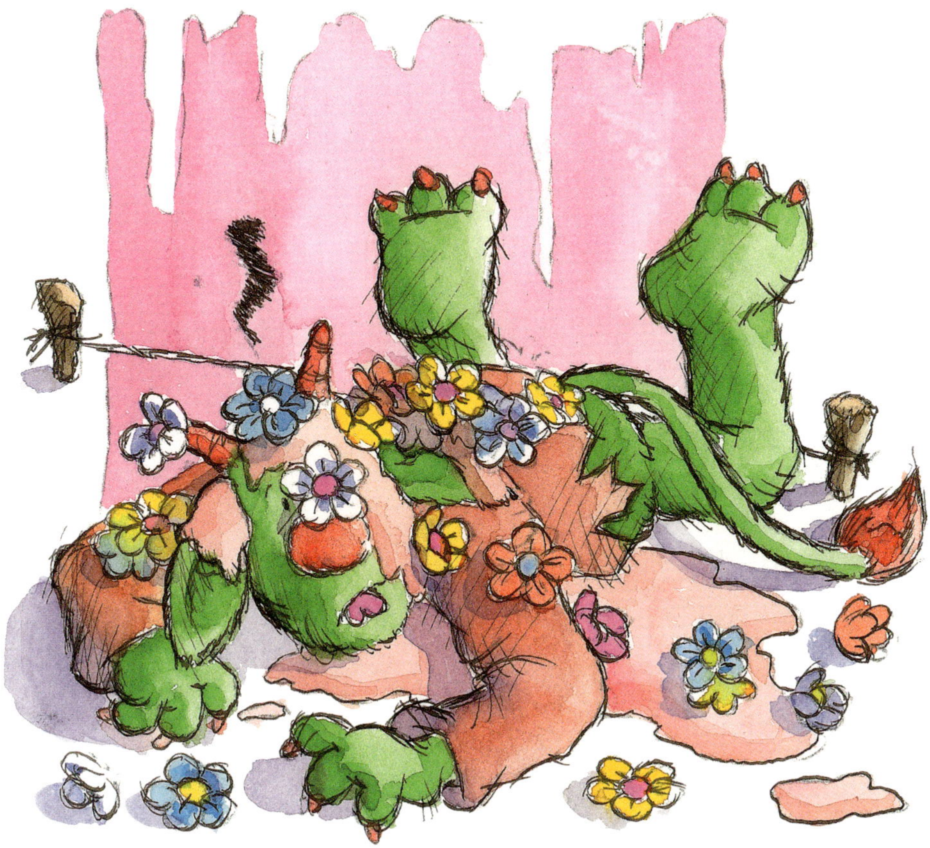

Im Blitzlicht, das alles für den Bruchteil einer Sekunde taghell werden ließ, entdeckten Mumpitz und Feuer noch etwas anderes: Drei erstarrte Gestalten, die Ähnlichkeit hatten mit Krise, Mief und Trief, standen mit weit aufgerissenen Mündern da und rannten nach einer Schrecksekunde schreiend davon.
»Ein Mensch!«, hörte man sie im Chor.
»Schnell, nix wie weg hier!«

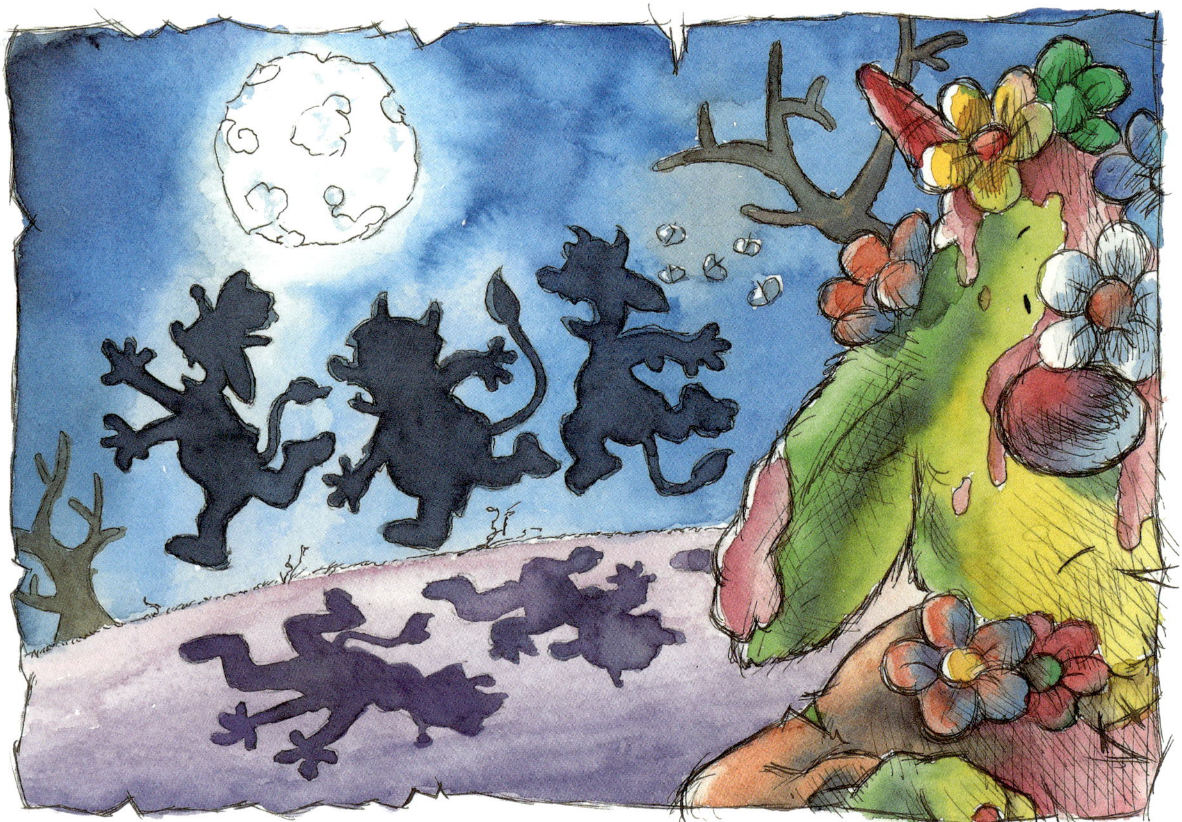

Eine Weile standen Mumpitz und Feuer noch bewegungslos da. Sie versuchten zu begreifen, was geschehen war. Da kam Flamme völlig zerknirscht auf sie zu. »Ich hab allef vermaffelt. Ef tut mir fo leid«, lispelte er und spuckte dann endlich die Sonnenblume wieder aus.
Mumpitz lachte laut los: »Sie haben gedacht, du bist ein Mensch. Guck ihn dir an, Feuer. Flamme hat mit einem Monster wirklich keinerlei Ähnlichkeit mehr.«
Plötzlich öffnete sich ein Fenster und Mama Furunkel steckte den Kopf heraus: »Was ist denn hier los, ist etwas passiert, Mumpitz?«
»Nein, Mama«, rief Mumpitz ihr zu und mit Blick auf Flamme fügte er hinzu: »Nur ein Versuch für ein Schulprojekt!«
Und da brach auch Feuer in Gelächter aus und sie lachten noch, als sie Flamme die eklige Brühe abkratzen mussten.

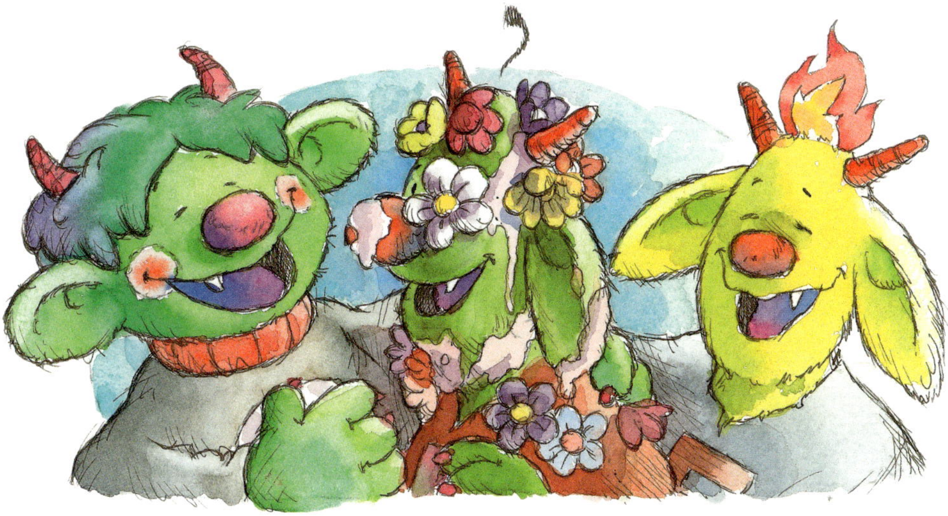

Erleichtert und zufrieden kletterte Mumpitz ins Bett. Er pustete die Kürbislampe aus und drückte Fluh liebevoll an sich.
»Gute Nacht, Fluh«, flüsterte er, und zu sich selbst sagte er noch: »Ja, was für eine gute Nacht.«

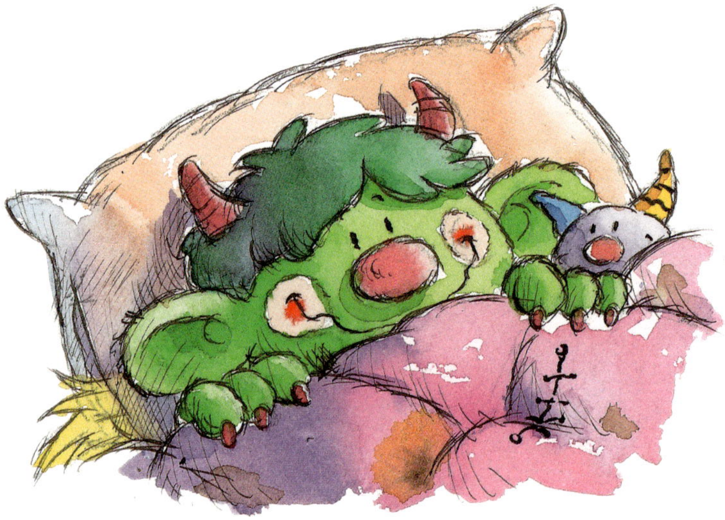

Menschen gibt es nur im Märchen

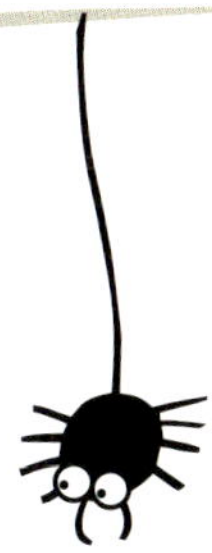

Mumpitz schloss die Augen und war gerade am Einschlafen, als er seltsame Geräusche hörte. Unter seinem Bett. Sofort riss er die Augen wieder auf. Nein, er hatte sie sich nicht eingebildet. Da waren sie wieder. Unheimliche Geräusche. Dabei hatten sie doch das Bechertelefon herausgezogen.

Mumpitz lief ein Schauer über den Rücken. Er presste seine Augen fest zusammen und flüsterte, um sich zu beruhigen: »Es gibt keine Menschen, es gibt keine Menschen, es gibt keine Menschen ...«

»Doch«, antwortete da plötzlich ein Stimmchen unter seinem Bett.

»**Nein**«, antwortete Mumpitz.

»Doch!«

»Nein!«

»Doch!«

»Nein!«

»Doch!«

»Nein!«

So ging es hin und her.

Nun blieb Mumpitz nichts anderes übrig. Er nahm seinen ganzen Mut zusammen. Manchmal muss man der Gefahr und vor allem der Angst ins Auge sehen. Und das tat Mumpitz nun. Er rutschte an den Rand seines Betts und lugte vorsichtig über die Bettkante.

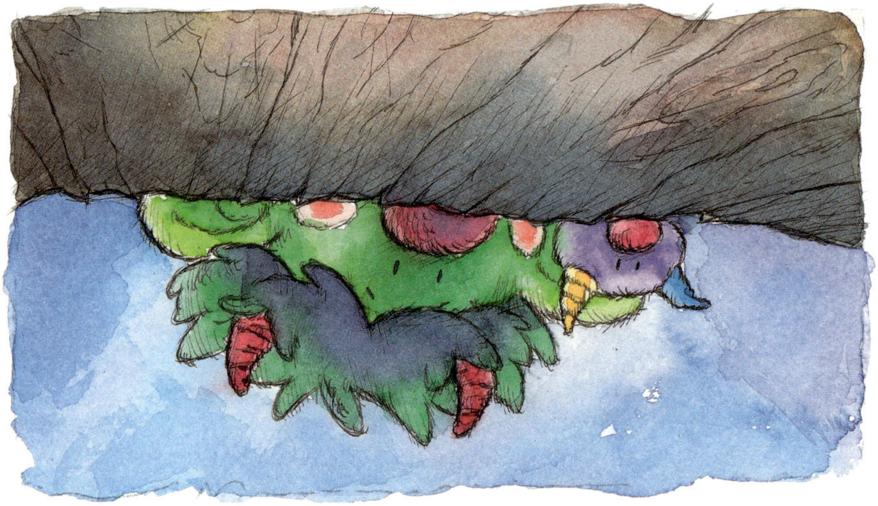

Und da war er. Der Mensch. Es war eine sehr kleine Ausgabe von Mensch, hatte ungefähr Mumpitz' Größe. Mit großen Augen sah er Mumpitz neugierig entgegen. Vorsichtig hob er eine Hand und winkte das Monster zu sich. Da besiegte die Neugierde die Angst und Mumpitz rutschte unter sein Bett. Der Raum darunter war größer, als er gedacht hatte. Sie konnten beide aufrecht sitzen und so saßen sie erst einmal stumm da und starrten sich an.
»Du riechst«, flüsterte Mumpitz und zog die Nase kraus.
»Und du stinkst«, stellte das Menschenkind genauso vorsichtig fest. »Aber so eklig bist du gar nicht«, fügte es hinzu.
Und Mumpitz stimmte ihm zu: »Du auch nicht.«
Wieder entstand eine kleine Pause. »Was machst du hier?«
Mumpitz rückte ein Stück näher an das Menschlein heran.
»Ich hatte Angst, ein Monster würde unter meinem Bett wohnen. Meine Eltern sagten: ›Monster gibt es nicht‹, da

wollte ich nachsehen«, antwortete der kleine Mensch. Seine Stimme war noch sehr leise. Einerseits hatte er selbst noch etwas Angst, andererseits wollte er das kleine Monster nicht erschrecken.

»Genau wie bei mir«, begann Mumpitz. »›Menschen gibt es nur im Märchen‹, sagten meine Eltern.«

»Eltern wissen eben auch nicht alles!«, sprachen beide gleichzeitig und mussten, verblüfft über ihre Einstimmigkeit, plötzlich lachen.

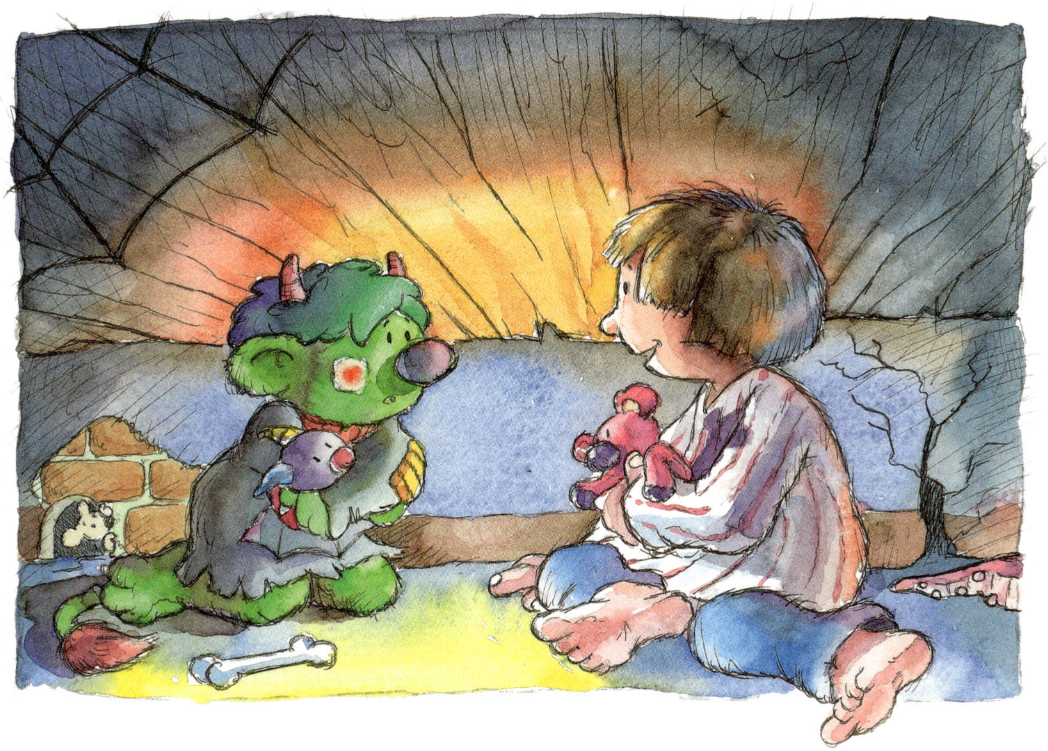

Und damit begann sie. Die Freundschaft zwischen dem Monster- und dem Menschenkind.

Die ganze Nacht saßen sie zusammen und erzählten sich Geschichten. Mumpitz berichtete aus seiner Monsterwelt. Und das Kind aus seiner Menschenwelt. Oft mussten sie so lachen, dass sie sich die Köpfe am Bett anstießen. Und abwechselnd lief ihnen eine kleine Gänsehaut über den Rücken, wenn der eine irgendetwas erzählte, was dem anderen gruselig erschien. Doch beide konnten nicht genug von den Geschichten des anderen bekommen. Von den Geschichten zweier unterschiedlicher Welten, die so verschieden waren und doch so viele Gemeinsamkeiten hatten.

Als beiden bereits die Augen vor Müdigkeit zufielen, verabschiedeten sie sich voneinander und versprachen, sich bald wieder zu besuchen. Das Menschenkind streckte seine Hand aus und hauchte: »Bis bald, und schlaf gut, Mumpitz.«
Und Mumpitz' Finger berührten vorsichtig die rosa Menschenfinger. Eine Weile starrten sie auf ihre Hände. Es fühlte sich seltsam an. Fremd und doch irgendwie vertraut.

Schließlich kroch Mumpitz unter dem Bett hervor und schlüpfte zum zweiten Mal an diesem Abend unter seine Decke. Diesmal dauerte es keine zwei Sekunden, da war er schon lächelnd eingeschlafen.

Man hat eben nur
vor den Dingen Angst,
die man nicht kennt!

Mumpitz' Gruselstunde

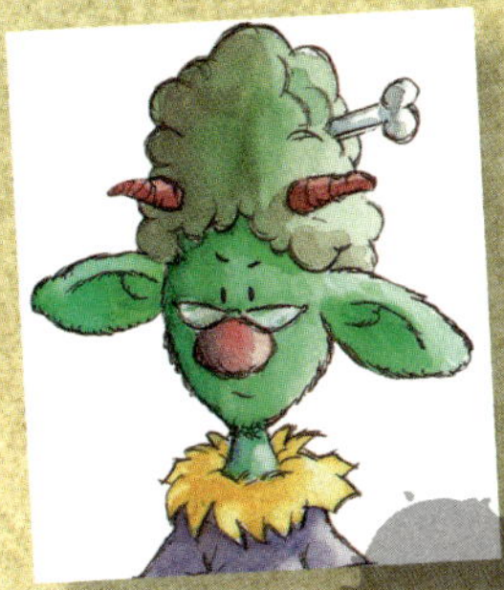

Am nächsten Tag in der Schule war Mumpitz nicht der Einzige, der müde war, und Fräulein Brechreiz wunderte sich sehr, als Krise, Mief und Trief gleichzeitig in der *Verzählstunde* einschliefen. Außerdem sahen sie blassgrün aus und hatten dunkle Ringe unter den Augen.
»Welche Laus ist euch denn über die Leber gelaufen?«, fragte Fräulein Brechreiz im *Müllkunde*-Unterricht.

»Wohl eher ein Mensch als eine Laus«, flüsterte Feuer Mumpitz zu und Flamme setzte einen äußerst stolzen Gesichtsausdruck auf, schließlich war er es, der die drei in die Flucht geschlagen hatte.

»Mumpitz«, begann Fräulein Brechreiz, »du siehst auch etwas weiß um die Nase herum aus. Sollen wir vielleicht deinen Vortrag übers Gruseln verschieben?«
»Auf keinen Fall, Fräulein Brechreiz!« Mumpitz stand kerzengerade auf und stolzierte hoch erhobenen Hauptes zur Tafel.
»Es war einmal ein kleines Monster, unter dessen Bett lebte ein Mensch«, begann er.
»Gähn, haben wir von Menschen nicht schon genug gehört?« Krise grinste Mumpitz frech an. »Von deinen öden Geschichten haben wir die Schnauze voll, Mumpitz.« Krise packte seine Schulsachen zusammen. Es war die letzte Stunde und er wollte damit andeuten, dass für ihn

der Schultag vorbei war. »Ich schlaf lieber zu Hause, als hier bei einer langweiligen Möchtegern-Gruselgeschichte!«
»Einen Moment!« Mumpitz erhob seine Stimme und alle Monsterkinder erschraken. Er hatte die Augen fest auf Krise gerichtet. Krise hielt wie hypnotisiert inne.
»Dort lebte nicht nur ein Mensch, es war der Eingang zu einer anderen Welt. Zur Menschenwelt! Und eins könnt ihr mir glauben, Menschen riechen nicht nur nach Seife, frisch gewaschenen Haaren, sie riechen auch nach Leberwurstbrot und Milchreis.«

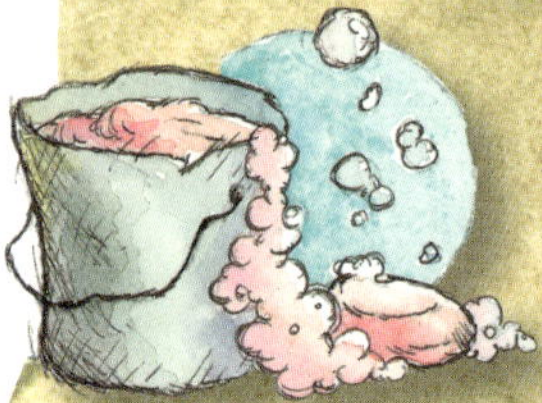

»Iiiiihhhhhh!« Die Klasse ekelte sich. Doch Mumpitz ließ nicht locker. Unbarmherzig fuhr er fort: »Sie stellen sich abgeschnittene Blumen in Gefäßen auf den Tisch und stecken ihre Nasen tief in die Blüten, um den Geruch zu schnuppern. Und erst, wenn sie schön verwelkt sind, werfen sie sie weg.«

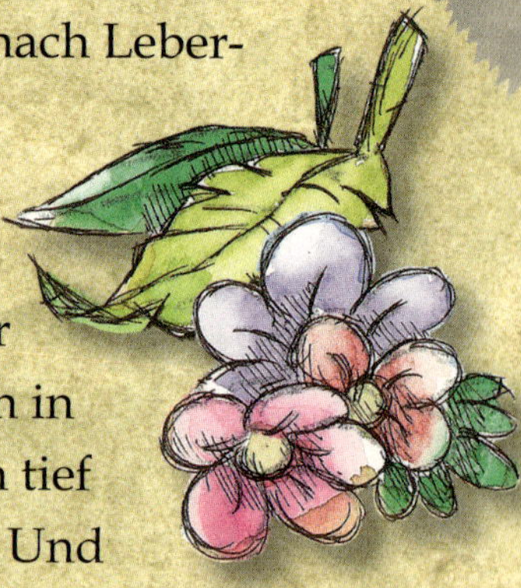

»Uaaaaahhh!« Die Klasse schüttelte sich vor Ekel.
»Und es gibt kleine Fläschchen, da fangen sie diesen Blütenduft, um sich damit selbst zu besprühen, damit sie riechen wie diese Blumen. Und sie fassen ihr Essen nicht mit den Händen an, sondern haben zwei Geräte dafür, ›Besteck‹ genannt. Eines ist scharf und eines sieht aus wie ein winziger Dreizack. Zu ihrem Essen trinken sie frisches, klares Wasser. Am besten schmeckt es ihnen, wenn auf der Flasche ›Quellwasser‹ steht.«
Krises Augen wurden so groß, dass man fast Angst haben

musste, sie würden ihm aus dem Gesicht fallen. Seine Unterlippe zitterte leicht. Feuer und Flamme waren sprachlos vor Bewunderung. Eine wohlige Gänsehaut lief über ihre Rücken und sie wollten mehr hören.

Die Monstermädchen Krätze und Pickel hielten sich eng umschlungen und lauschten Mumpitz' Bericht. Alle anderen Kinder saßen sprachlos, wie tiefgefroren, auf ihren Plätzen.
Mief bekam seinen Mund nicht mehr zu und die Fliegen, die ihn umgaben, flogen ein und aus. Doch davon merkte Mief nichts.

Unbeirrt erzählte Mumpitz weiter. »Essigwasser wiederum trinken die Menschen nicht, sie putzen damit ihre Toiletten und befreien Töpfe damit vom Schmutz. Milch trinken sie, bevor sie schlecht wird. Einfach so. Ohne sich vor Ekel zu schütteln. Man könnte schon sagen: genüsslich. Und viele legen sich freiwillig stundenlang in die Sonne. Denn sie wollen braun aussehen. Einerseits verständlich, denn wer findet schon Hellrosa schön, aber ist Dunkelrosa nicht noch schlimmer?«

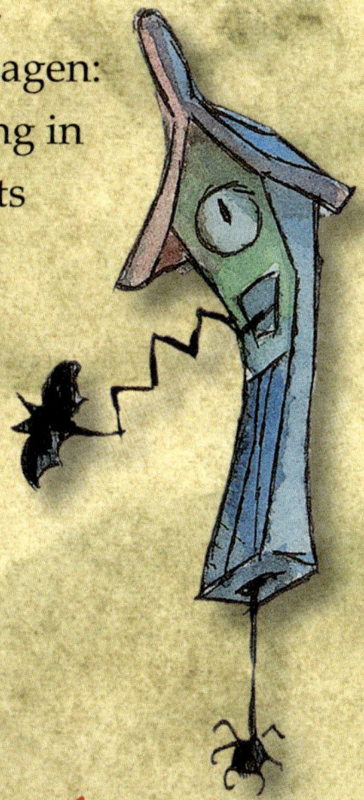

Mumpitz erzählte und erzählte. Die Glocke hatte längst das Schulende verkündet, doch das merkte niemand. Selbst Fräulein Brechreiz war fasziniert von der lebhaften, sehr fantasievollen Erzählung.

Mumpitz war es nur recht, dass alle seine Geschichte für eine ausgedachte Geschichte hielten. Denn dass alles wirklich existierte und er diese Dinge von einem echten Menschenkind erfahren hatte – das war sein Geheimnis. Und so sollte es immer bleiben.

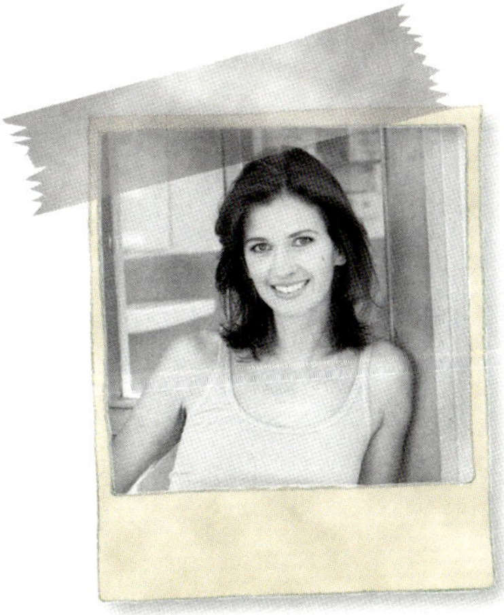

Sabine Bohlmann, in München geboren und aufgewachsen. Nach ihrer Schauspielausbildung spielte sie in diversen TV-Filmen und Serien wie z.B. *Pumuckl, Unser Charly, Der Alte, Happy Holiday* sowie bis 2004 in der ARD-Serie *Marienhof*.
Seit 1985 ist sie als Synchronsprecherin tätig und leiht u. a. Lisa Simpson, Vanessa Paradis und Sailor Moon ihre Stimme.
Sabine Bohlmann lebt mit ihrem Mann und ihren beiden Kindern Jakob und Paulina in München. *Neues aus Monstrosia* ist ihre erste Kinderbuch-Reihe.

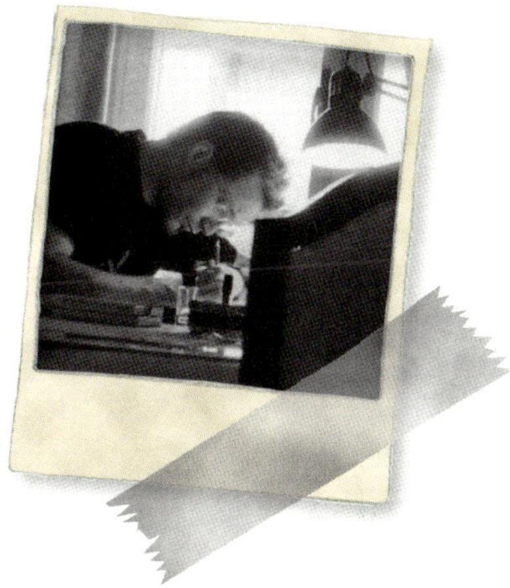

Valerio Tosoni, geboren 1973 in Italien, verfügt über insgesamt zwölf Jahre Erfahrung als Illustrator und Grafiker in namhaften Werbeagenturen (Saatchi & Saatchi, Young & Rubicam) und Verlagen (Elmedi, Paravia). Er war unter anderem auch an der Entwicklung von Animationsfilmen wie *Oh, wie schön ist Panama!* und *Felix* als Storyboard-Zeichner oder Produktions-Designer beteiligt. Außerdem wirkte er als Location-Designer an der Trickfilm-Serie *Hexe Lilly* mit. Valerio Tosoni lebt und arbeitet heute in München.

Lechzikon – *Lexikon*

Monströß – *Deutsch*

Albert-Gallenstein-Schule – *Mumpitz´ Schule, benannt nach dem berühmten Albert Gallenstein, der die meisten Erfindungen in Monstrosia und Umgebung machte. Niemand weiß, ob er noch immer in Monstrosia lebt, es gibt verschiedene Gerüchte.*

Cheesewürger – *ein sehr beliebter Burger, wenn auch nicht sehr gesund*

Doppelwürger – *ebenfalls ein beliebter Burger, eben nur doppelt ungesund*

Fetzen – *Kleidung*

Frau Hölle – *Märchen der Gebrüder Schlimm, in dem eine Monsterfrau dafür sorgt, dass es donnert und blitzt.*

Fresstisch – *Esstisch*

Furchtzwerge – *ähnlich unseren Joghurts, jedoch weniger appetitlich, aus Mulch hergestellt*

Gebrüder Schlimm – *berühmte Schriftsteller-Brüder – hauptsächlich bekannt durch das große Monsterbuch, in dem viele Märchen erzählt werden.*

Glubscher – *Augen*

Heinzelwinkel – *dies ist ein gefürchteter Ort für Monster, man sagt, hier würden kleine Wesen mit spitzen Mützchen und freundlichem Grinsen herumlaufen – höchste Gefahr!*

Iihtarre – *Gitarre*

Kaufhaus Gift & Galle – *hier bekommt man alles, was das Monsterherz begehrt. Die Brüder Gift und Galle leiten das Kaufhaus seit Jahrzehnten.*

Molke – *sauer gewordene Milch*

Monströßchen und der böse Wolf – *Märchen der Gebrüder Schlimm, in dem ein Wolf bei seinem Spaziergang im Wald ein Mädchen mit roter Kappe trifft, das ihn zum Mittagessen verspeisen will*